GOBOOKS
& SITAK
GROUP©

藥膳師的生命力餐桌

84道四季料理，告別假性健康，
提升自癒力，養成不生病體質

國際藥膳師
麻木久仁子——著
夜闌——譯

高寶書版集團

你的身體，是否感受到了這些不舒服的症狀？

心浮氣躁

睡不著

口乾

容易疲勞

無精打采

容易心情低落

感冒了

貧血

最近有點發熱

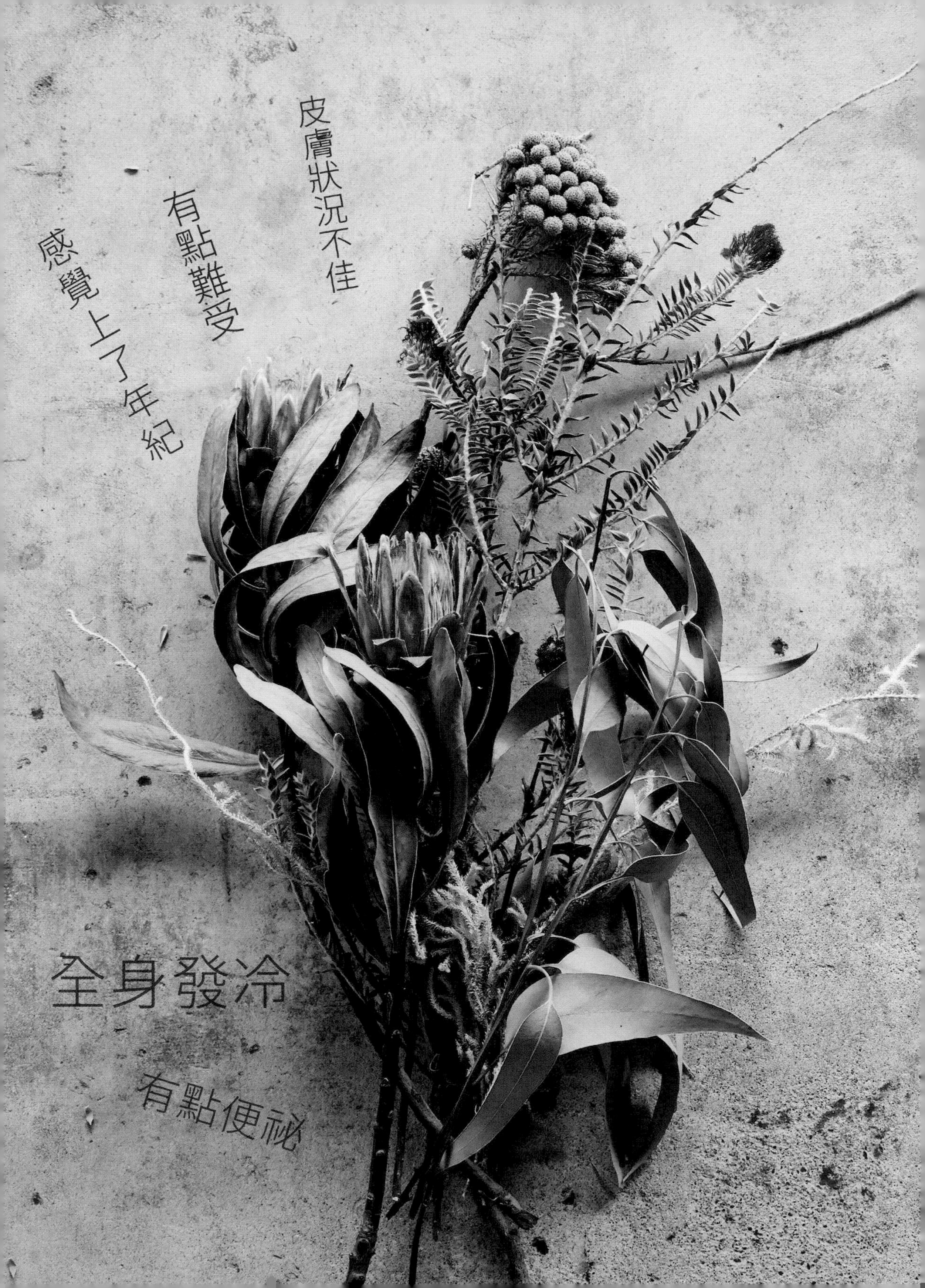
皮膚狀況不佳
有點難受
感覺上了年紀
全身發冷
有點便祕

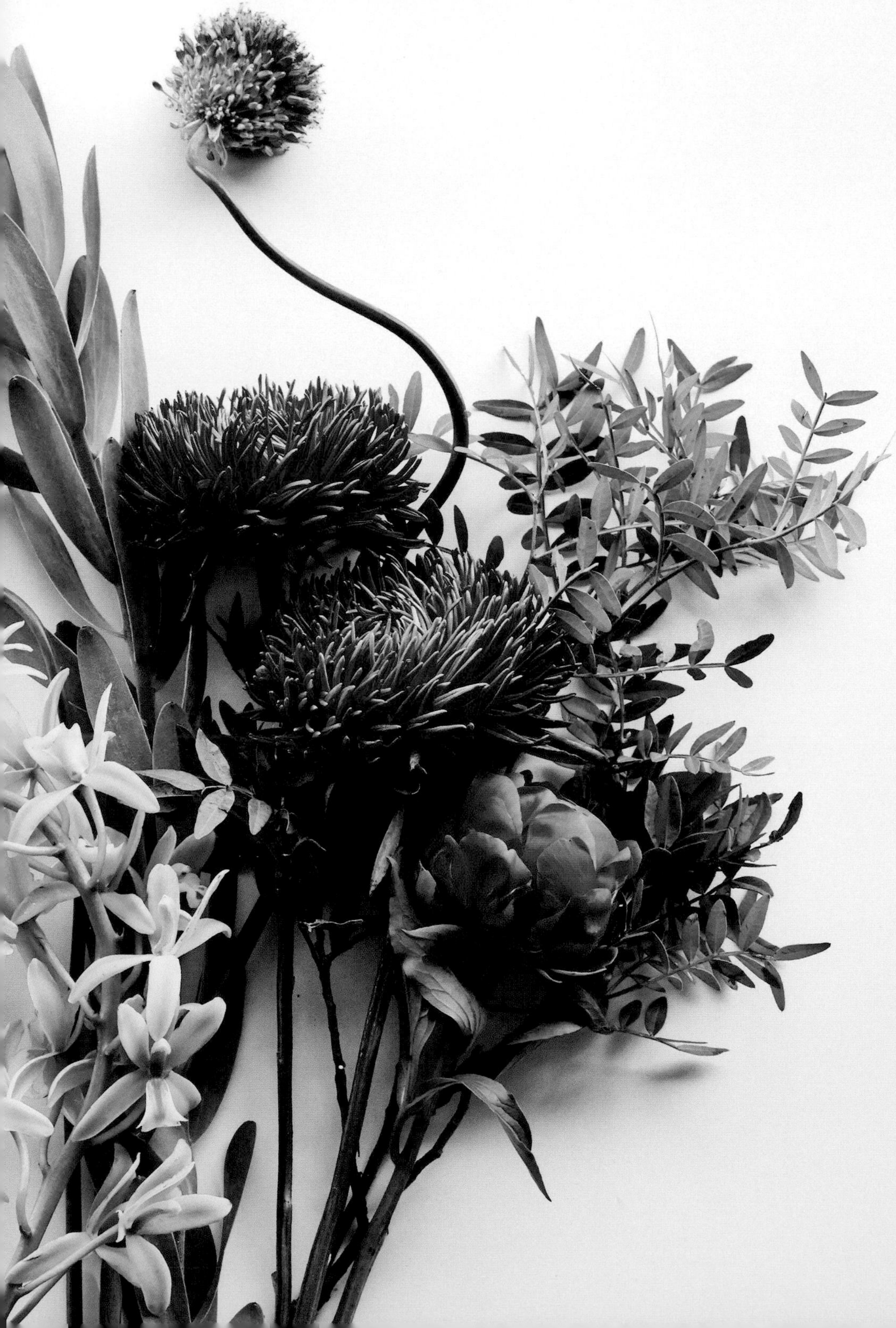

那麼，
就用飲食來補充「生命力」吧！

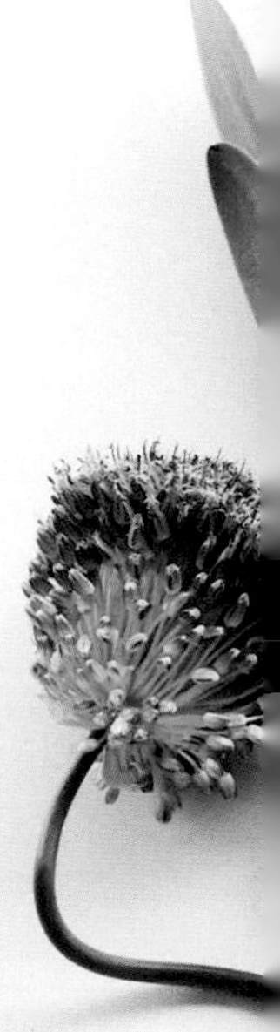

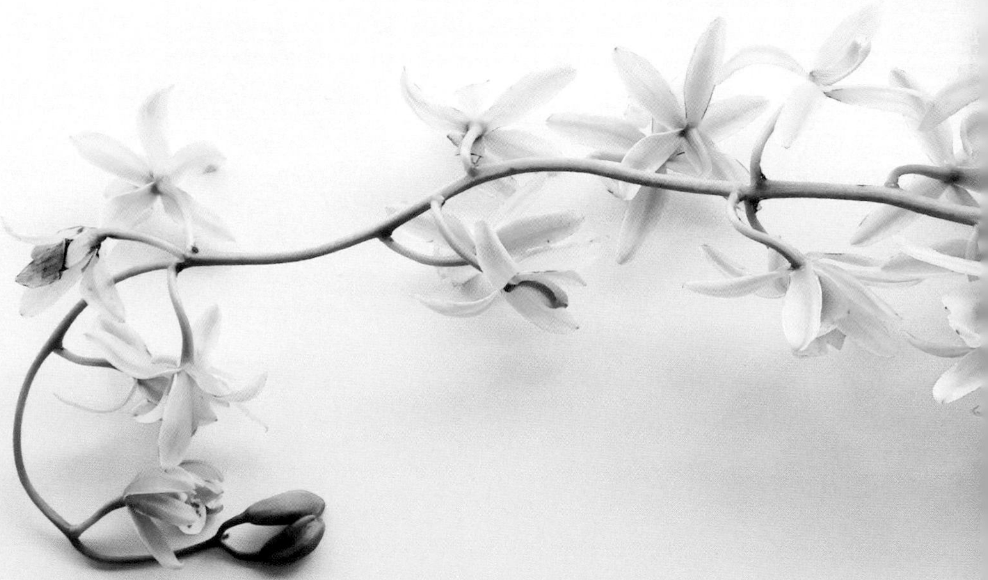

55歲，現在的我最有活力

那是發生在我48歲那年冬末的事。

當時，我的右手和右腳突然有發麻的感覺。我的半身完全使不上力，無法行走。於是我去醫院照了腦部核磁共振，結果發現自己得了腦梗塞。在做了各種全身檢查後，醫師說主要是因爲壓力所引起的。

之後，我又接受了全身精密檢查，這次診斷出我罹患了乳癌。在那一瞬間，我才對「死」這個字有了非常深切的感受。幸好腦梗塞和乳癌都是早期發現，並沒有造成什麼大礙。但從那時起，我深深覺得不能再這樣下去了，一定要爲身體健康改變生活型態才行。

老實說，我年輕時的飲食觀念談不上健康。爲了生兒育女和工作，我每天都忙到團團轉，光是能湊齊眼前的菜色就很了不起了。此外，我那時也經常飲酒。然而，自己卻在意想不到的狀況下生

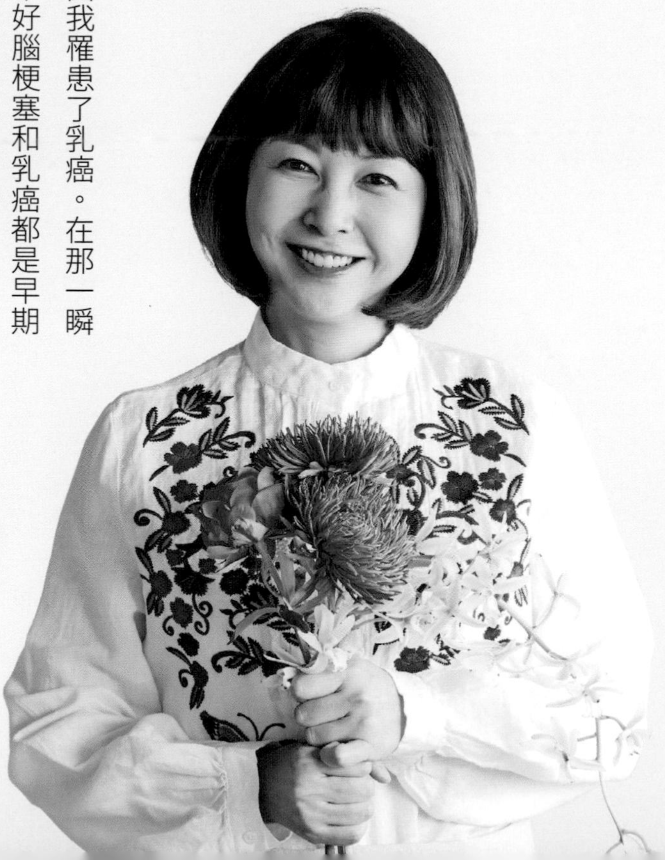

病了，所以我認為如果要改變生活方式，首先要注重飲食。

因此，我從眾多選項中選擇了「藥膳」，理由是因為藥膳沒有「某種東西不能吃」的飲食限制。

我試過低碳水化合物飲食和素食，不過因為我很散漫，像這種需要嚴格自律的飲食法往往都撐不久；另一方面，藥膳則是不管吃什麼都有益健康，在了解這樣的基本觀念後，我覺得這是一種很棒的想法。

打從我開始學習藥膳之後，吃這件事眞的變成了一大樂趣，不僅對於塑造自己身體的食材會打從心底感到珍惜，面對下廚這件事也不再覺得麻煩提不起勁了。

如今的我，當然比年輕時來得有年紀，不過很神奇的是，我覺得正值55歲的自己反倒比以前來得更健康有活力。而且，身體狀況好，心情自然也會好，這一切無疑要歸功於我在飲食方面的改變。

請各位讀者也先從自己能力範圍內開始吧，接著，當你親身體驗自己的舌頭和身體一點點在改變時，你將會感到無比的喜悅。

麻木久仁子

用「生命力」將所有不適一掃而空

在日復一日忙到不可開交時，我突然發現自己進入了更年期。除了要治療疾病，同時也感到疲勞、睡不著、心情沮喪、焦躁等「沒生病卻算不上身體健康」，也就是「隱約感到身體不適」的狀況變多了。

我想著「與其就這樣心情灰暗地一天過一天，眞想要更爽朗地過生活！」不過到底該怎麼做才好呢……

我最後找到的答案就是「藥膳」。

藥膳認爲藥食同源，所有的食材都有能量。而從不同食材中取得能量，「用飲食來補充生命力」就是藥膳的觀念。

在中國傳統醫學「中醫學」裡面，有「先天精力」與「後天精力」這兩個詞，「先天精力」是指與生俱來的生命力，「後天精力」則是後天補足的生命力。

雖然每個人與生俱來的生命力無法改變，但只要愼選食材好好攝取，還是能夠將生命力補足！這就是所謂的「後天精力」。

過去的我，每天的飲食都是漫不經心隨便挑選的；然而，在學習藥膳理論的過程中，我明顯注意

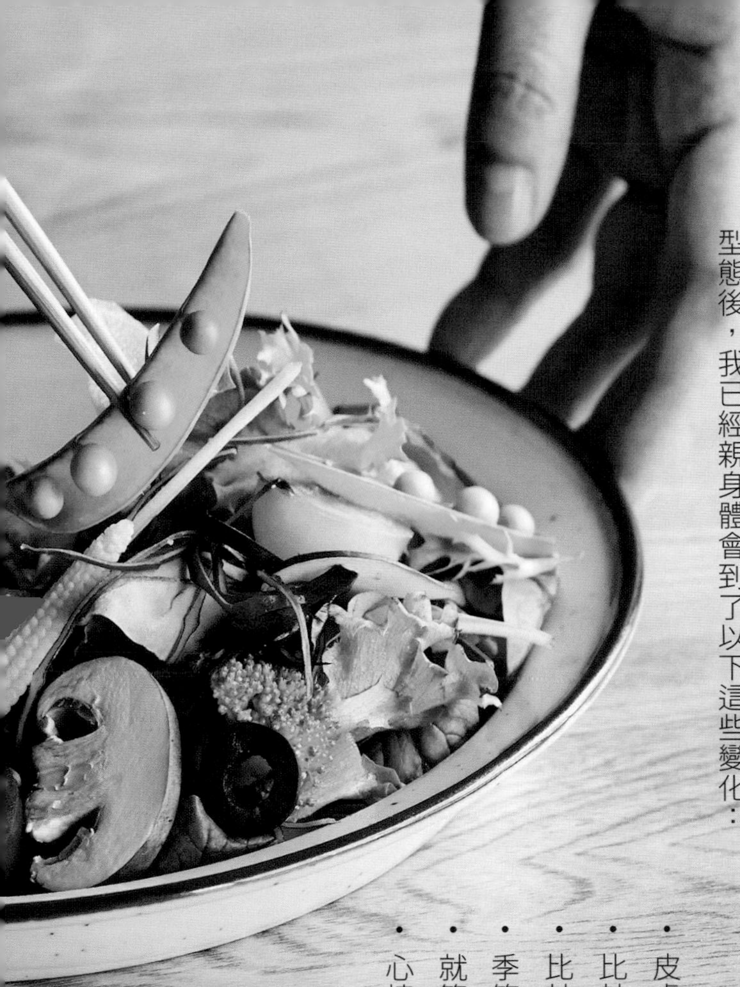

到「食物乃生命力之來源」這個非常理所當然，卻在日常生活中飽受忽視的事實。與此同時，我的內心也湧現了「既然能補充生命力，我就來補充吧！」的願望。

因此，我會在本書中介紹一些依照季節、身體狀況、目的等需求而設計的食譜。

「生命力」這個字很難解釋，可以說是從身體核心湧現活力的感受，覺得全身都充滿了力量，可以舒爽地度過每一天。一旦擁有充實的生命力，從醒來的那一刻開始，一整天都會變得活力十足。

我以前經常隱約感覺到身上有許多病痛，不過自從注意要補充生命力，並且改變長久以來的飲食型態後，我已經親身體會到了以下這些變化：

- 皮膚狀況改善
- 比較不容易心煩和焦慮
- 比較不容易疲勞
- 季節交替時身體較少生病
- 就算身體不適，很快就能康復
- 心情總是很愉快

這一點一滴或許都只是小小的改善，但是像這樣透過飲食補充生命力而不斷累積的舒暢感，已逐漸成為我每天生活中的喜悅了。

目錄

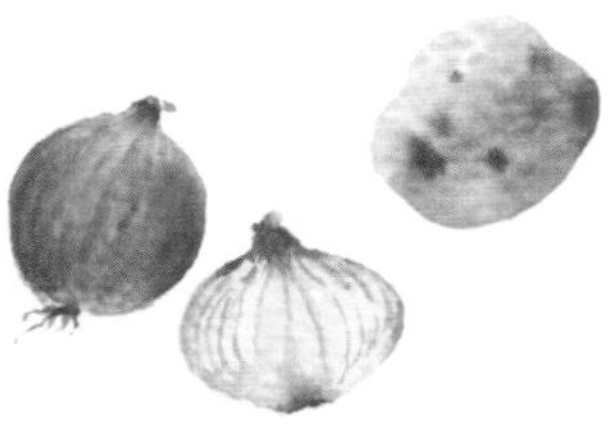

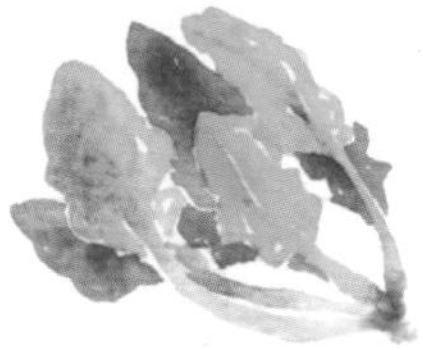

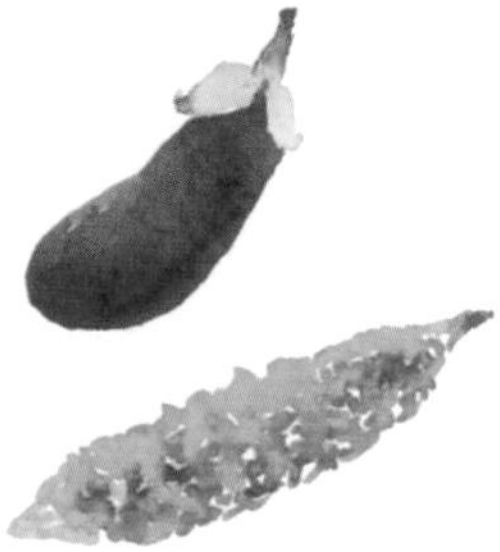

目錄

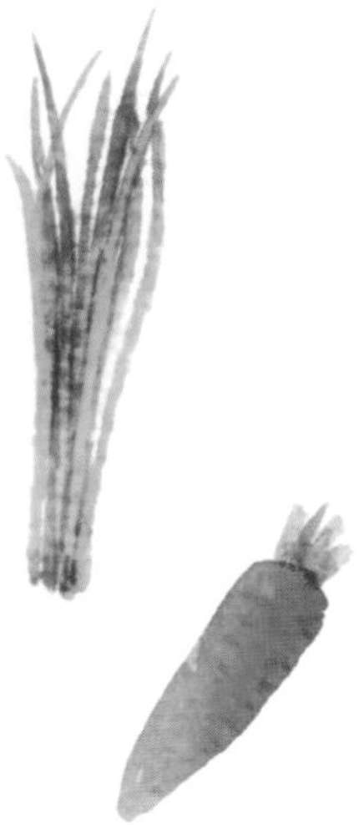

身體發冷

感冒

發燒

消化不良

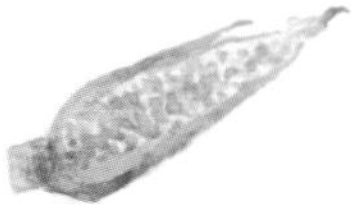

心浮氣躁

情緒低落

美膚

睡不著

目錄

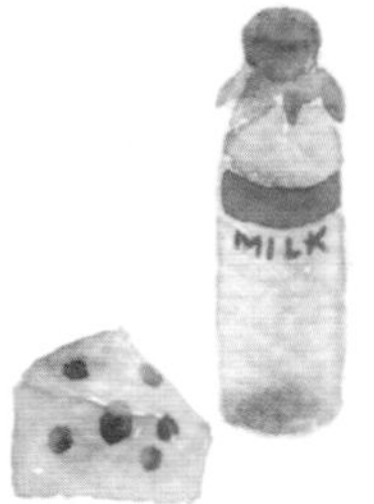

【關於本書食譜】

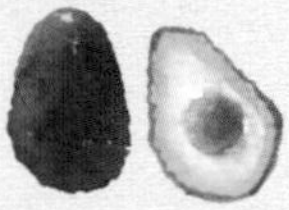

- 本書中的1大匙爲15ml，1小匙爲5ml，1杯爲200ml。
- 作法內要是沒寫「蓋上鍋蓋」，調理時請不要蓋鍋蓋。
- 如未特別說明火候大小，請以中火偏小來烹調。
- 材料的分量和加熱時間爲一般標準。大小和水的分量會因食材而異。本書基本上都是用比較溫和的調味，請大家最後用舌頭親自品嚐與進行調整。
- 作法內要是有出現「油」，都是用太白芝麻油。
- 作法內（ ）所標示的分量，都是未列在材料表中，需要額外添加的分量。
- 高湯的作法請參閱P61。
- 微波爐的加熱時間以600瓦爲基準。如果是500瓦，加熱時間請調整爲約1.2倍。加熱時間也因機種和廠牌而異，請視情況調整。

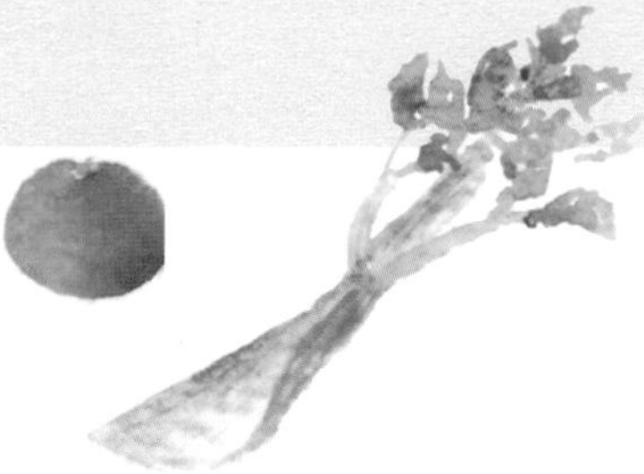

在超市看見的光景
有所變化的瞬間

那是在我開始學習藥膳沒多久時發生的事。正當我一如往常地在超市採買時，突然注意到某件事。

「啊！是百合根，在產季居然這麼便宜！」

「有食用土當歸！原來擺在這裡啊，看起來好鮮美！」

「哎呀！山椒子綠得好漂亮！」

「今天的玉米有完整的玉米鬚！好新奇！」

以前，我就算去超市，也只是默默地照著一樣的路線，購買平常會買的食材，再用相

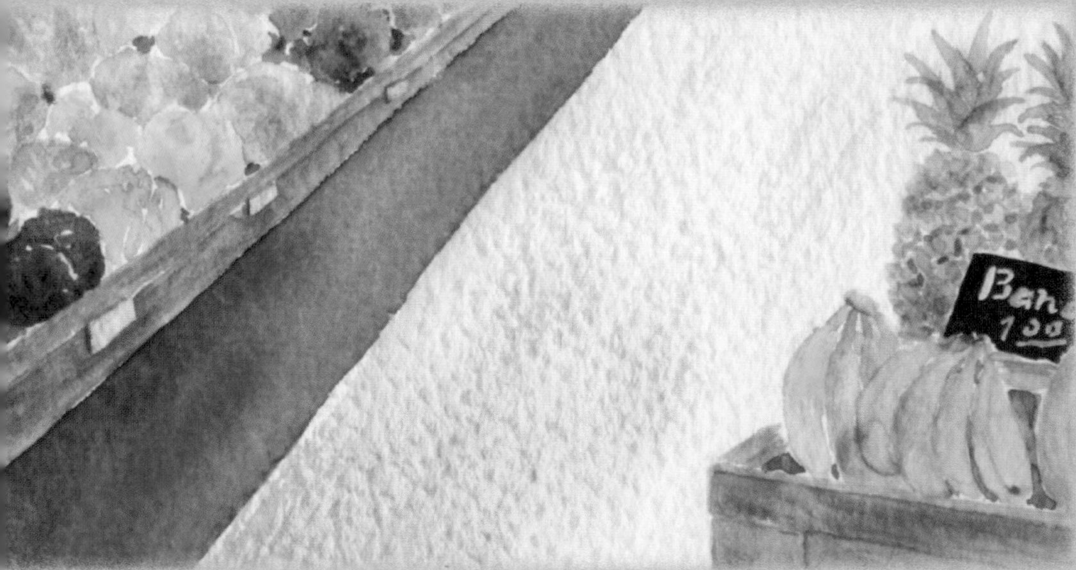

同的方式調理。不過，自從開始學習食材所富含的多種功效後，明明只是將目光稍微轉向別處，就發現了和平常一樣的超市其實擺了很多種食材。

打從那時起，我甚至會開始留意過去目光不會停駐的貨架各個角落，這麼一觀察下來，會發現各種食材所內含的生命力分別煥發出不同的光彩。我的腦海中甚至會浮現出那些燦若寶石的光輝深入體內，爲我帶來活力的畫面。

所有食物原本就有生命力。不管是高麗菜還是豬肉，本來就是「生物」。因此不管什麼食物都是能量的結晶。在閱讀過本書後，原本普通的超市在你眼中應該會呈現出不同於以往的風景。

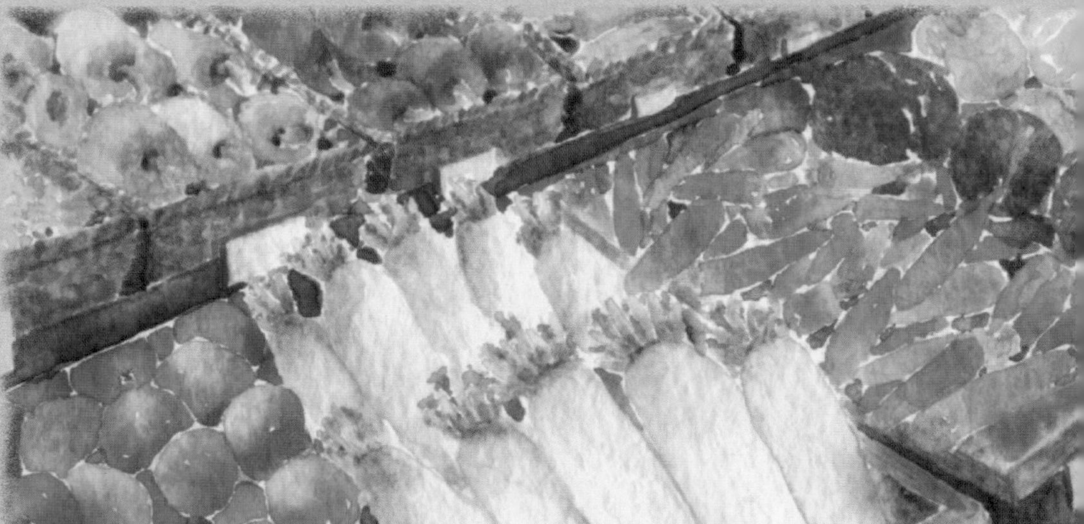

其實，漢堡也是藥膳

一說到藥膳，許多人的印象都是「要選用枸杞子等不好取得或處理的食材，具有專業性的飲食」。然而，這是一個很大的誤解。舉例來說，漢堡其實也可以是藥膳。

藥膳並沒有「這個不能吃」這種食材上的限制。雖然很少人知道，但藥膳原本的觀念就是「吃進嘴裡的都是藥」，因爲我們的身體是由吃進肚子裡的東西所打造出來的。

比方說，在炎炎夏日，請試試在平常吃的漢堡裡多放一些切片番茄和萵苣。番茄和萵苣具有讓身體降溫的效果，可以將流汗後發熱的身體調整爲中性狀態。

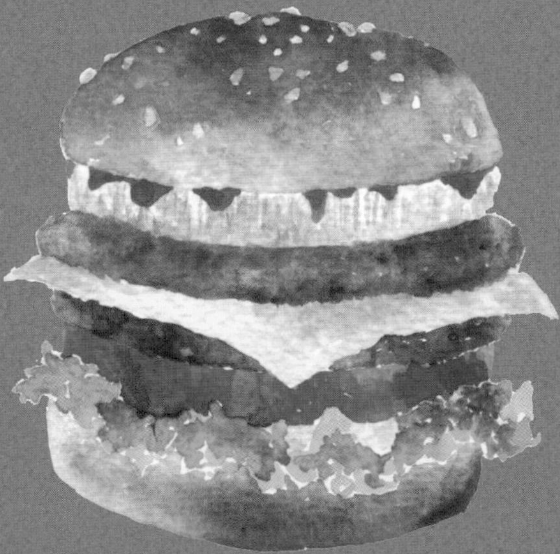

維生素和卡路里這些名詞如今已被營養學視爲理所當然的觀念。但在這些觀念尚未成形的時代，「藥」和「飲食」的界線遠比現在來得模糊。現在，人們大多會覺得「藥＝生病時能治病的特殊物品」，但在古代則是「藥＝能夠預防疾病的每日飲食」，兩者之間有滿大的差別。

爲什麼藥等於飲食呢？這是因爲在古代，人命比現在更脆弱的關係。在古代，像是「感冒」這種在現代可以去醫院治療的小毛病，很可能會直接危及性命，所以會比現代更重視吃進自己嘴裡的食物。

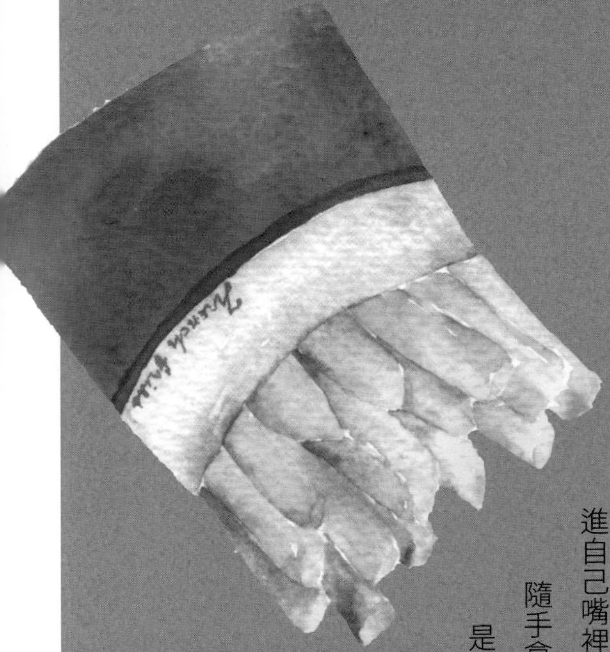

隨手拿來吃幾口的餅乾是藥，無意間喝下去的綠茶也是藥。要在哪個季節、哪個時段吃些什麼？只要考量季節和身體狀況後選擇食材加以運用，不管怎樣的食材都可以是藥膳。

身體的不適，可能是季節造成的

「最近好像經常感冒。」
「這一陣子都睡不好。」
「會不自覺感到焦慮。」

大家之所以會出現這些不適症狀，或許是因爲季節的關係。假如是直覺敏銳的人，恐怕早已察覺出自己「總在季節交替時感冒」了吧，而這其中是有確切理由的。

中醫認爲每個季節分別有外來的「邪氣」，也就是會讓人體產生病痛的負能量。

比方說，秋天會有使用了「乾燥」的「燥」字的燥邪。在這種邪氣影響下，秋天乾燥的空氣會導致支氣管虛弱，皮膚也容易變乾燥。

春季則有如同風一般揚起的「風邪」。由於春季是個像風一樣變幻莫測、不穩定的季節，因此也是容易讓人時而心情焦躁，時而鬱鬱寡歡的季節。

我們人類終究只是大自然的一部分，中醫形容這種狀態爲「天人合一」，而這句話也有「天和人要和諧相處。順著大自然並與之共生乃是必然」的涵義。

氣候以及環境等「身體以外」的事物無法靠自己改變；不過，「身體內部」卻是可以控制的。也就是說，那些讓人體生病的邪氣是可以透過飲食來解決的。因此，必須事先了解每個季節容易發生哪種不適症狀，以及身體的哪些功能容易變差，先思考「在這個季節要注意這點」再挑選食材，才能讓身體有本錢戰勝邪氣。從下一頁開始，會附上每個季節身體哪一處容易虛弱的一覽表，讀者可以拿來和季節及自身狀況對照閱讀。

當然，除了季節，體質與當下的身體狀況也可能是造成不適的原因。請讀者順便參考P70~P73的體質檢查表。

春夏秋冬，身體的哪個部位容易虛弱？

中醫認爲人體是由肝、心、脾、腎、肺這五臟所構成的。這裡的「五臟」，不光是西醫的肝臟和心臟等內臟器官，還包括了「會與人體機能或影響相對應」的概念。大家一開始可能會覺得不太好理解，但只要想像五臟與自然的關聯，就能漸漸抓到那種感覺。請大家事先了解每個季節容易產生的不適症狀，以及該季節容易使五臟產生的負擔，再當作每天飲食的參考吧。

各個季節的特徵	容易疲弱的五臟
春 **容易情緒不穩的「風邪季」** 春天是爲漫長的冬天畫下句點，新芽紛紛破土萌發，代表成長的季節；另一方面，就像「春天第一道溫暖的南風」般難以預測，此時也是個容易心神不寧的季節。沒有固定型態、大幅擴散、隨風飛揚、變幻無常正是春季的特徵。	**肝** 肝負責控制血流和血量，能夠促進消化機能、有效代謝水分，以及調整精神。肝要是疲弱，就很容易情緒不穩或心情鬱悶。
梅雨（長夏） **沉重倦怠又濕漉漉的「濕邪季」** 如同字面上的意思，就是天上降雨讓大地獲得滋潤，作物得以茁壯成長的時節。此時的濕氣會導致循環變差，因此也是身心容易感到疲憊不堪的季節。	**脾** 脾負責腸胃等消化器官的運作，例如讓經過消化吸收的營養在人體內循環，或是讓水分正常代謝等。對濕氣無招架之力，容易在季節交替時出現不適。

夏

身心都備感焦躁的「暑邪季」

氣溫升高，非常炎熱的季節。植物綠意盎然、生長茂盛。此時也是容易因爲暑熱而汗流浹背，造成水分和生命力流失的季節。

心

中醫指的「心」，不只是心臟，也和腦部以及自律神經有關。心主掌精神與意識，負責造血並讓血液循環全身。心情緊張睡不著、多夢、氣色不佳，都代表心的功能虛弱。

秋

天乾物燥的「燥邪季」

天空澄澈、農作物開花結果閃耀著金色光澤的豐收季。此外，此時會颳起乾燥的風，讓空氣也跟著變乾。順道一提，這時也是事物出現重大變化的季節。

肺

只要從鼻子吸氣，外界的空氣就會透過呼吸器官進到肺裡。由於三不五時就會接觸到外來的邪氣，本身相當敏感脆弱，極度需要滋潤。肺如果虛弱，就容易出現皮膚乾燥，或是喉嚨痛等呼吸器官不適的症狀。

冬

收縮、僵硬的寒邪季

變得寒冷，整個自然界的活動都靜止下來的季節。此時會冷到讓人縮起身體，連動都不想動，導致循環遲滯。

腎

腎又被稱爲「生命力的寶庫」，主掌生殖、成長、發育。「先天精力」就是從這裡提取的生命力，而可藉由消化吸收獲得的「後天精力」也積蓄於此。腎是年紀越大越需要好好照顧的部位，一旦變虛弱就會導致老化。

12個月的圖表

以中醫的角度來看各個季節，大致會如左圖所示。春夏秋冬大致上分別是指哪幾個月，請大家參考這張圖。

※關於陰和陽請參閱P62～，關於顏色請參閱P68～。

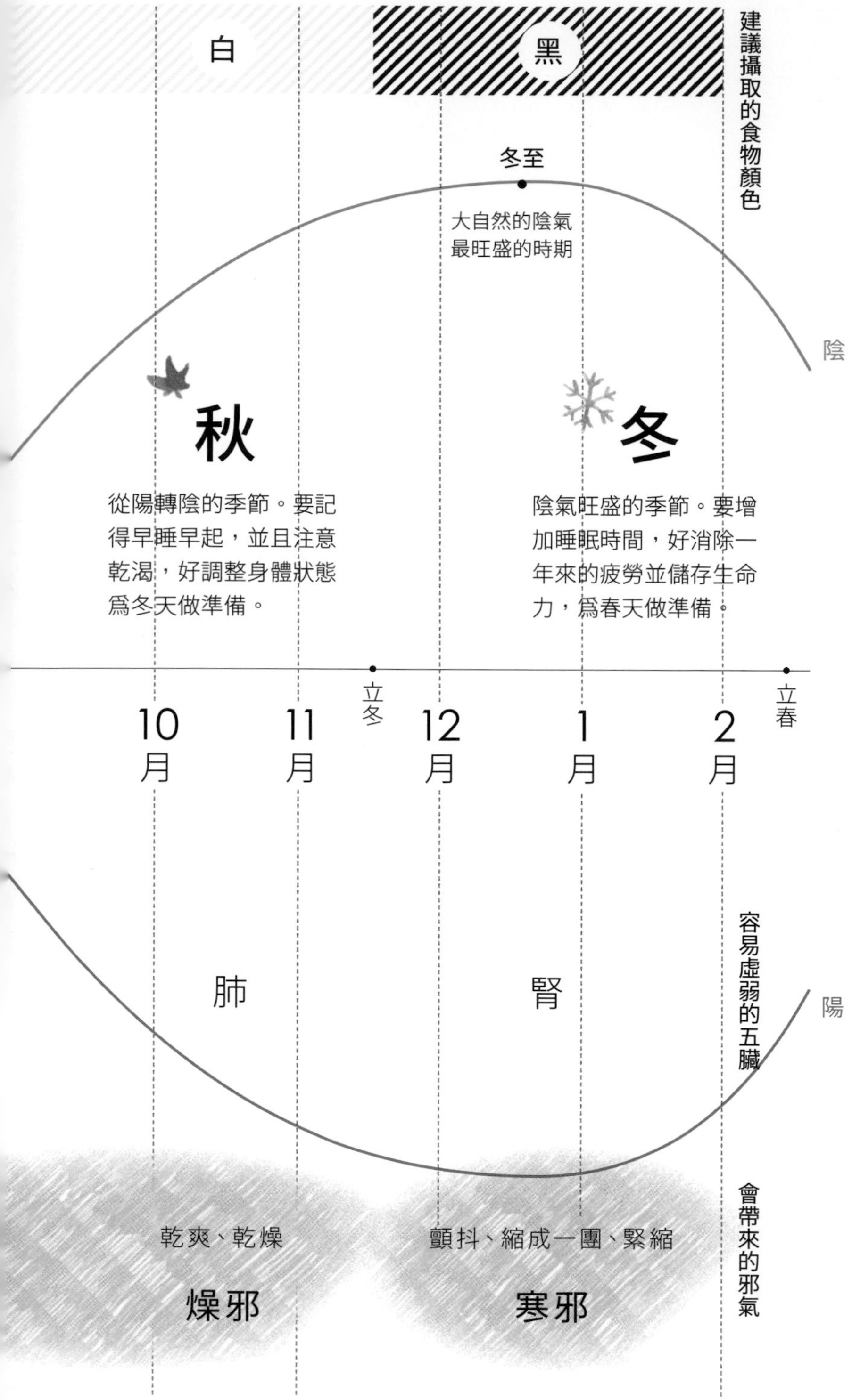

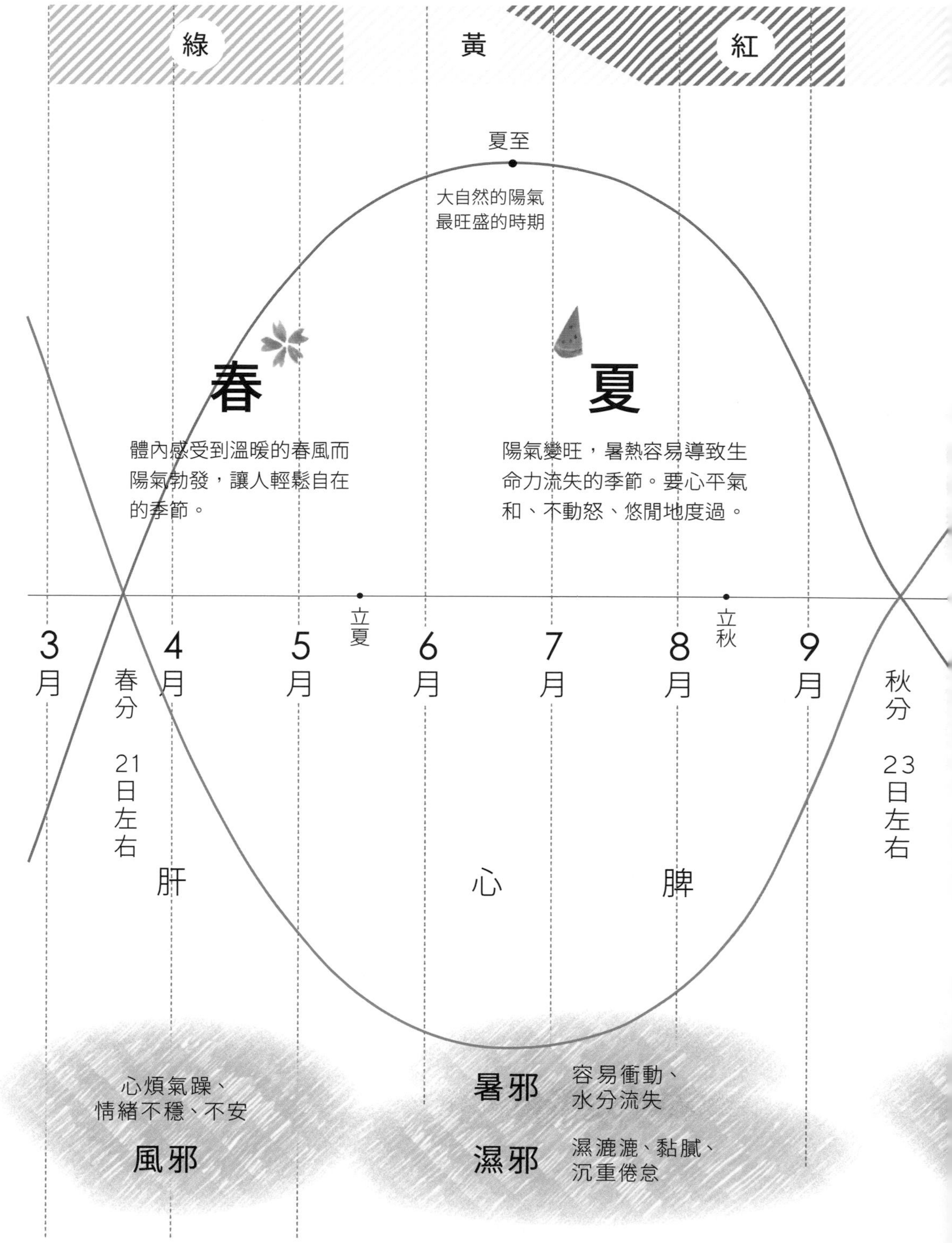
綠
黃
紅
夏至
大自然的陽氣
最旺盛的時期
春
體內感受到溫暖的春風而陽氣勃發，讓人輕鬆自在的季節。
夏
陽氣變旺，暑熱容易導致生命力流失的季節。要心平氣和、不動怒、悠閒地度過。
立夏
立秋
3月
春分 21日左右
4月
5月
6月
7月
8月
9月
秋分 23日左右
肝
心
脾
心煩氣躁、
情緒不穩、不安
風邪
暑邪
容易衝動、
水分流失
濕邪
濕漉漉、黏膩、
沉重倦怠

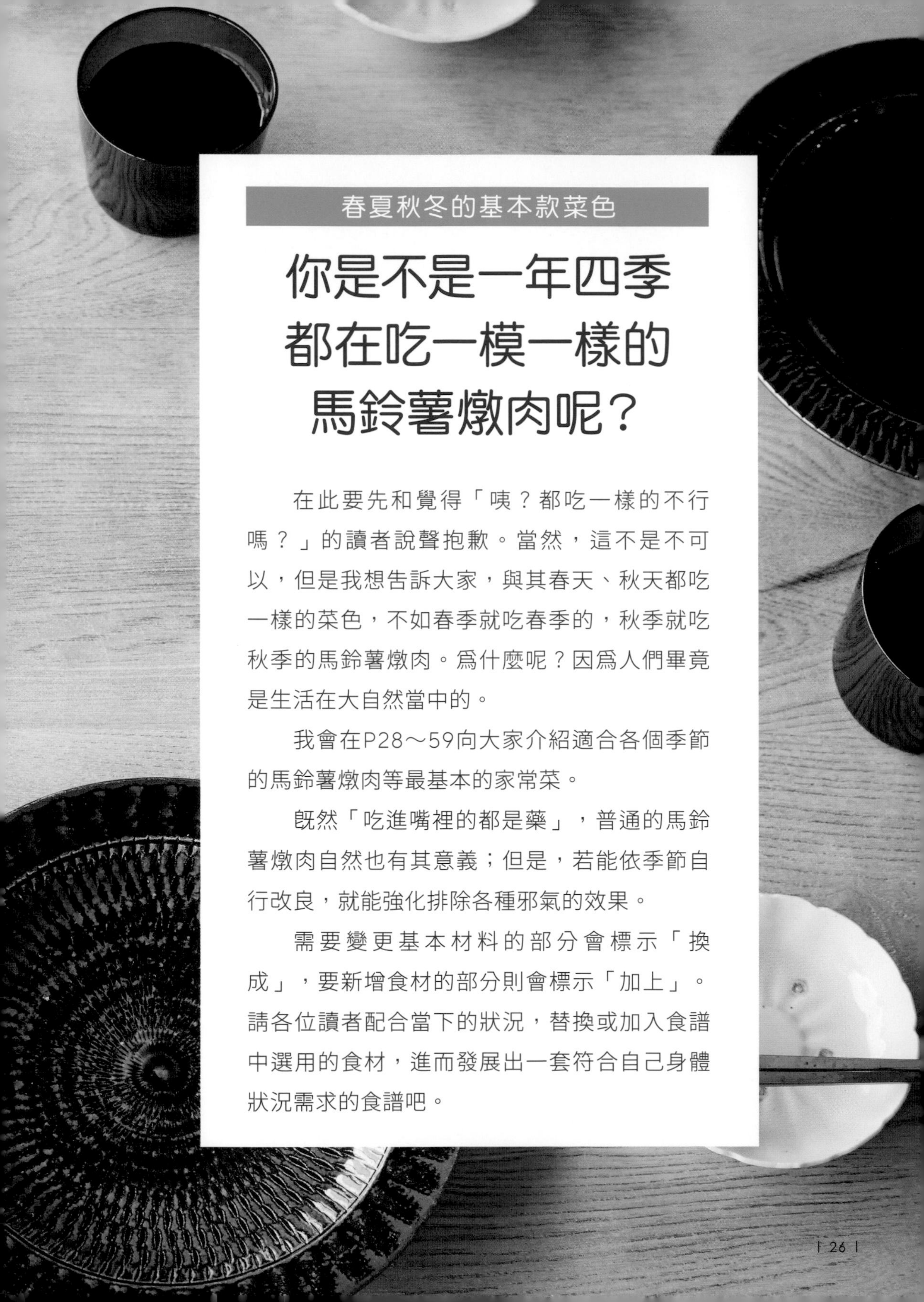

春夏秋冬的基本款菜色

你是不是一年四季都在吃一模一樣的馬鈴薯燉肉呢？

在此要先和覺得「咦？都吃一樣的不行嗎？」的讀者說聲抱歉。當然，這不是不可以，但是我想告訴大家，與其春天、秋天都吃一樣的菜色，不如春季就吃春季的，秋季就吃秋季的馬鈴薯燉肉。爲什麼呢？因爲人們畢竟是生活在大自然當中的。

我會在P28～59向大家介紹適合各個季節的馬鈴薯燉肉等最基本的家常菜。

既然「吃進嘴裡的都是藥」，普通的馬鈴薯燉肉自然也有其意義；但是，若能依季節自行改良，就能強化排除各種邪氣的效果。

需要變更基本材料的部分會標示「換成」，要新增食材的部分則會標示「加上」。請各位讀者配合當下的狀況，替換或加入食譜中選用的食材，進而發展出一套符合自己身體狀況需求的食譜吧。

Q 季節交替時要吃什麼才好呢？

總之還是挑選不會造成腸胃負擔的食物爲佳。藥膳的概念，是把立春、立夏、立秋、立冬前約18天的這段日子，當成是邁入下個季節的準備期。比方說，立秋是8月初暑氣未消的時期，不過由於季節已確實進入秋季，所以可以事先做好準備。

像這種季節的轉換期，會在不知不覺間對身體造成負擔。日本稱這種轉換期爲「土用」，這裡的「土」，就是指五臟中掌管消化器官的「脾」。在身體容易產生不適的這段時期，要將整腸健胃當成首要任務。切記別帶給腸胃負擔，比方說早餐可以吃粥，或是不吃炸的改吃蒸的，不喝冰茶改喝熱茶。即使是平常身體蠻健康的人，這段時間也要特別當心。

Q 要如何看待梅雨季呢？

梅雨季是會產生「濕邪」的時期。正如大家所知道的，這是一個濕濕黏黏的時期，不只身體容易浮腫，也容易感到心情鬱悶。而能夠打破這種停滯感，促進循環的就是薏仁和玉米等可幫助水分代謝的食材；此外，青紫蘇、檸檬和甜橙等帶有清爽香氣的食材，也有助於消除各種滯礙不通。舉例來說，P30的玉米馬鈴薯燉肉，在梅雨季時可以多加些玉米；另外，各位也可以參閱P73「浮腫體質」適用的食材。相反地，要盡量避免會讓體內水分循環變差，造成「痰濕」的油炸物。

Q 就算在春季用秋季的食譜也沒問題吧？

當然沒問題。藥膳原本就是要大家均衡的攝取所有食材。重要的是想法別太死板，要和自己的身體交談。就如同一年會有四季，人生也會經歷不同的季節。舉例來說，和我一樣的更年期世代，就處於人生的秋季，一年到頭都容易身體乾燥，因此能爲身體帶來滋潤的秋季食譜整年都有效。此外，就算是在秋季，要是覺得自己現在心情很自在，也可以吃春天的馬鈴薯燉肉。我認爲只要考慮到人生的季節與大自然的季節之間的平衡，大概就能更有效地運用這些食譜。

-基本-

馬鈴薯燉肉

其實是腸胃的可靠良伴

一次攝取能補充生命力的馬鈴薯，以及可促進循環的洋蔥

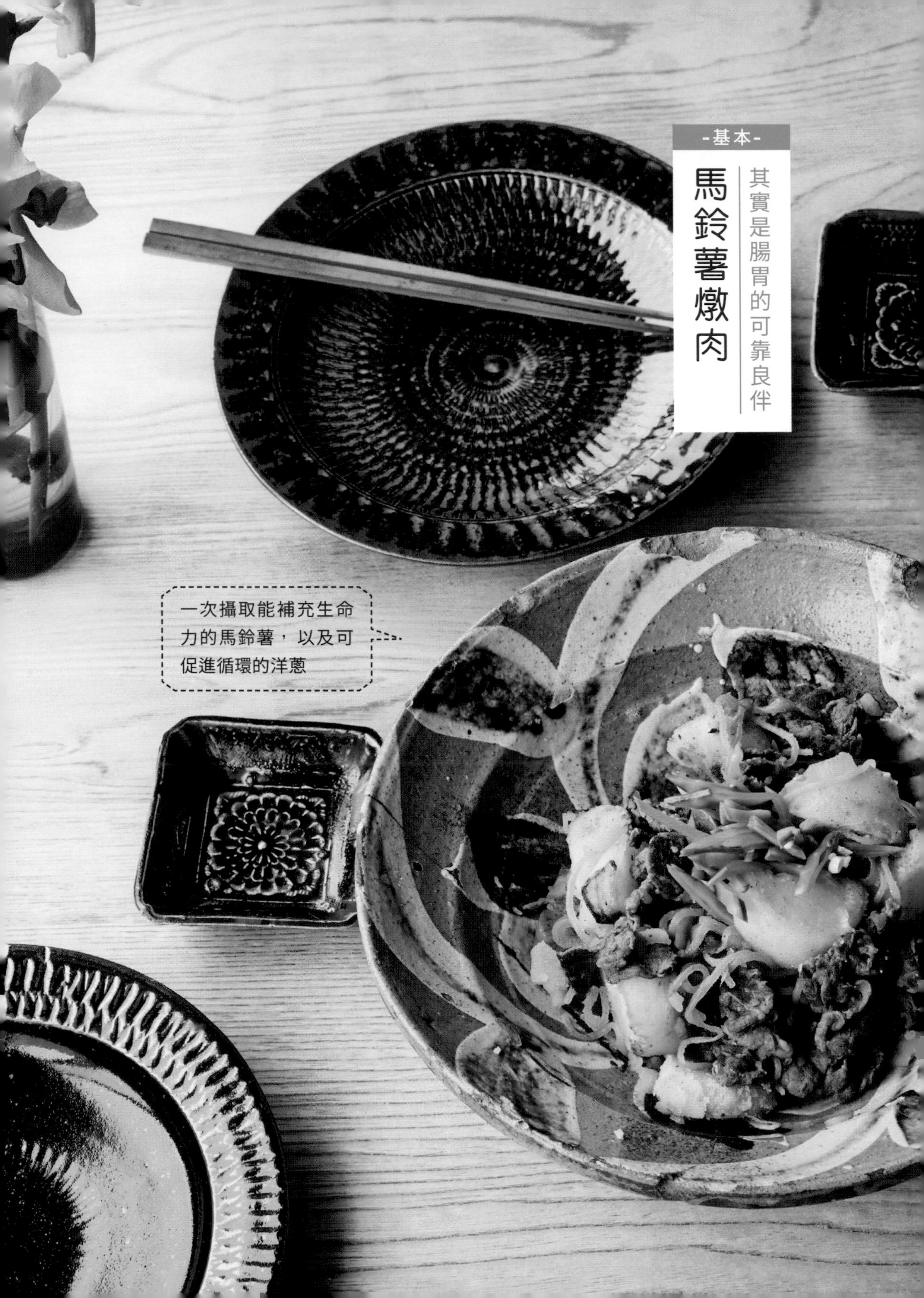

【材料】2 人份

食材

牛肉薄片・100g
蒟蒻麵・100g
馬鈴薯・2顆（200g）
洋蔥・1/2顆（100g）

調味料

太白芝麻油・1大匙
酒・100ml
砂糖・1大匙
味醂・2大匙
醬油・2大匙

【作法】

1 將**牛肉**和**蒟蒻麵**切成方便食用的大小，**馬鈴薯**削皮後切成一口大小，**洋蔥**則切薄片。

2 把**油**倒進鍋裡，用中火炒**馬鈴薯**。接著加入**牛肉**、**洋蔥**、**蒟蒻麵**，再淋上一圈**酒**。

3 沸騰後加入**砂糖**、**味醂**，蓋上可密閉的鍋蓋，用中火偏小煮10分鐘。

4 倒入**醬油**後蓋上鍋蓋，用小火煮大概10分鐘。
打開鍋蓋後把爐火轉大，搖晃鍋子熬煮出濃稠感，直到出現光澤爲止。
如果有**牛筋**的話，可以切了以後水煮。最後再撒上切細的**荷蘭豆**。

就挑這種時候吃吧

熱呼呼的美味馬鈴薯是能夠補充生命力的代表性食材，好消化又比較不傷疲弱的腸胃。而馬鈴薯的最佳良伴正是洋蔥，洋蔥是「理氣類」食材，會讓生命力在全身循環。馬鈴薯燉肉這道料理，就是靠著這種彷彿汽油與引擎般密不可分的關係成就起來的。

春、夏、冬的馬鈴薯燉肉不用放蒟蒻麵，
相對地，請在步驟3加上50ml的水。

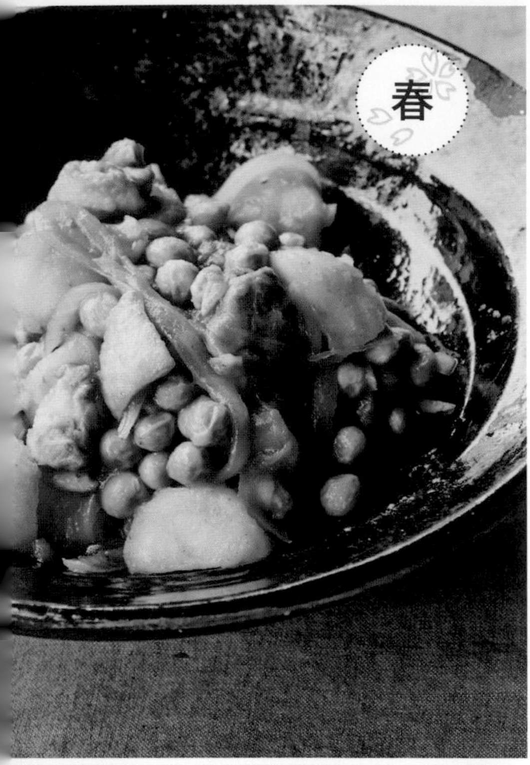

馬鈴薯燉雞

換成　牛肉薄片
→雞腿肉（切成1公分大）

加上　青豆・80g（用鹽水燙1分鐘）

春天是會打開人體在冬天時完全緊閉的窗口，使勁伸展的季節。雞肉有補充生命力的功效；青豆具有迴旋力，能讓原本禁閉在人體之物順暢循環。青豆先用鹽水燙過，最後加進去快速煮一下即可。

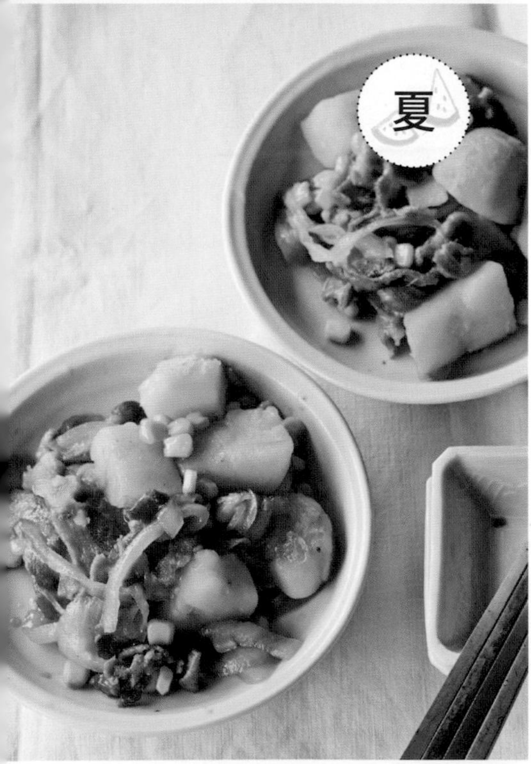

玉米馬鈴薯燉肉

換成　牛肉薄片
→豬肉薄片

加上　玉米粒・80g
（水煮後從玉米芯剝下）

日本的夏季一向濕熱，所以我加了大量有助於消除夏季身體浮腫的玉米。這個季節請不要用罐頭玉米粒，要改成將生玉米水煮的吃法。大家可以從自然的甘甜與濃厚香氣中感受當季的生命力。最後再把玉米加進去並稍微混合即可。

白芝麻馬鈴薯燉肉

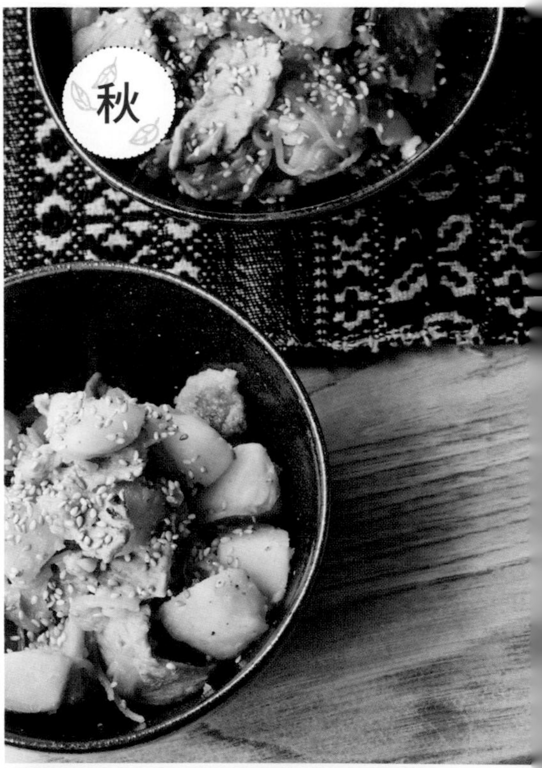

換成
牛肉薄片
→豬肉薄片

加上
白芝麻・1大匙
白芝麻醬（市售品）・1大匙

在邁入冬季的過程中逐漸乾燥起來的秋季，能滋潤最容易受到外來影響的敏感內臟——肺的正是白芝麻。白芝麻對改善皮膚乾燥也有絕佳效果，可以在菜色完成時撒一些。此外，豬肉也會潤澤身體，是很推薦大家在秋天享用的食材。至於白芝麻醬請在步驟3和砂糖、味醂一起加進去。

木耳馬鈴薯燉肉

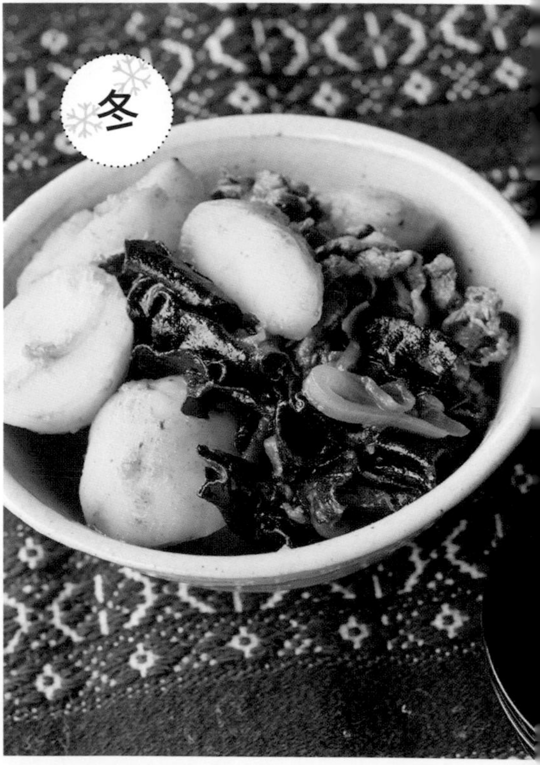

加上
黑木耳・50g
（用水泡開後切成一口大小）
黑胡椒・適量

大量使用冬季代表色——黑色的馬鈴薯燉肉。黑木耳除了有能讓美味更加分的彈牙口感外，還可以潤肺兼整腸健胃，請在步驟２和牛肉、洋蔥、蒟蒻麵一起炒。黑胡椒有暖和身體與增進食慾的作用，請在煮之前加進去。

-基本-

漢堡排

讓肉類的滋養充滿全身

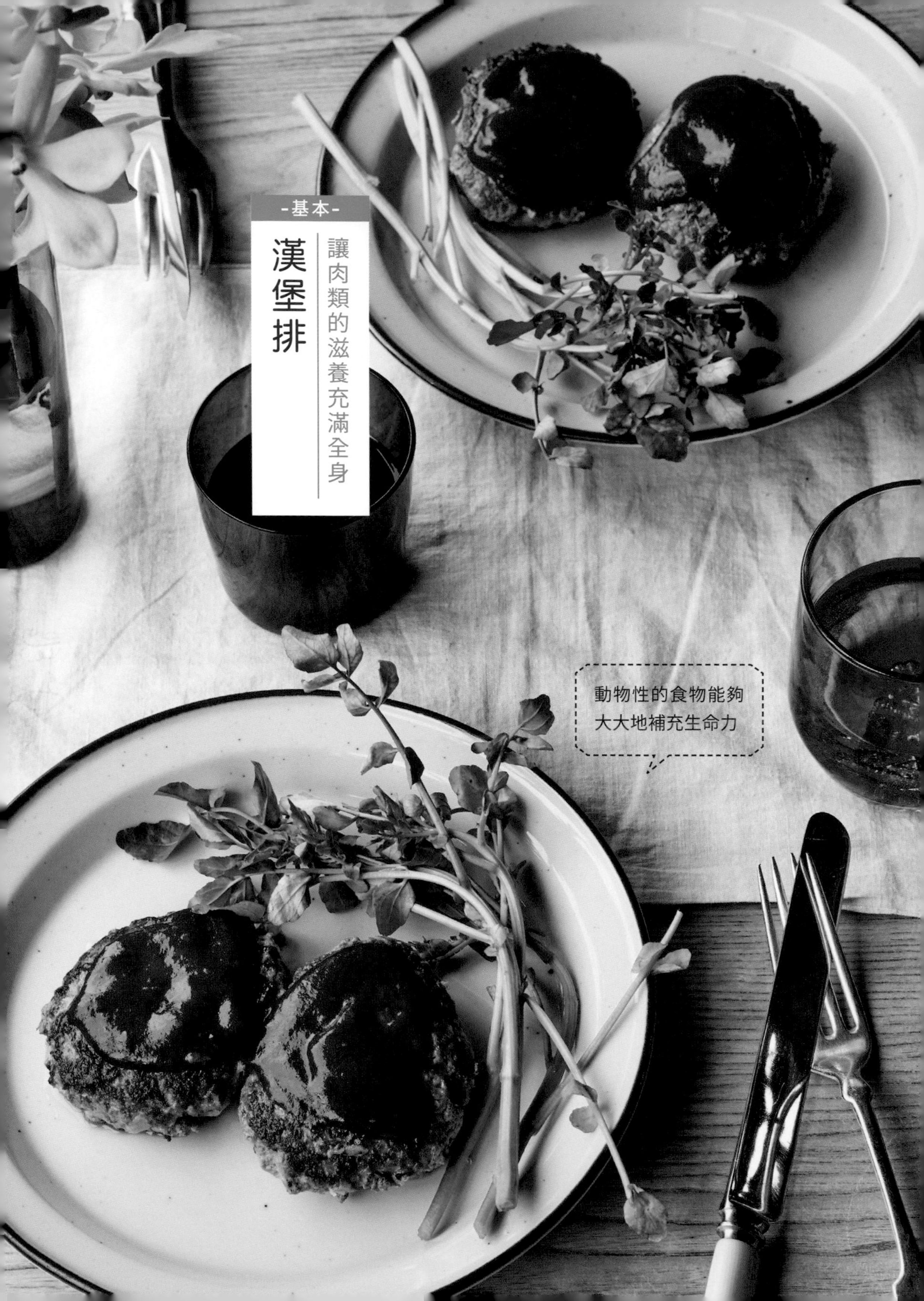

動物性的食物能夠
大大地補充生命力

【材料】2 人份

食材

絞肉團

牛豬綜合絞肉・250g
洋蔥・1/2顆（100g）

調味料

Ⓐ 雞蛋・1顆
麵包粉・3大匙
牛奶・2大匙
鹽・1/2小匙
肉豆蔻・少許

太白芝麻油・1大匙

醬汁

番茄醬・3大匙
酒・1大匙
伍斯特醬・1大匙
醬油・1小匙

用來提味或裝飾的蔬菜或辛香料，請依個人喜好添加。

【作法】

1 將**洋蔥**切成碎末後，用微波爐加熱1分鐘左右直到變軟，再稍微放涼。

2 做 **絞肉團** 。將**牛豬綜合絞肉**、**洋蔥**、Ⓐ放入大碗內拌勻，分成4等分並捏成橢圓形，把中央弄凹一些。

3 平底鍋倒**油**並開火，把 2 加進去。蓋上鍋蓋用小火慢煎，直到兩面都變熟，起鍋盛盤。

4 把 **醬汁** 的材料加進煎漢堡排的平底鍋裡，稍微煮開後淋在漢堡排上。

就挑這種時候吃吧

牛肉能夠「養血強壯」，是一種超越年代、滋養力量強大的肉類；另一方面，豬肉能夠「滋陰潤燥」，是一種滋潤身體的食材。而用綜合絞肉做成的漢堡排正好可以讓人一次吃到這兩種肉。洋蔥則會讓這些動物性食材所擁有的生命力順暢地在體內循環。洋蔥還有促進血液循環的功效，經常感覺身體發冷的人可以多放一點。

肉豆蔻在藥膳中是一種既能溫暖腸胃，又能改善腹瀉症狀的食材。

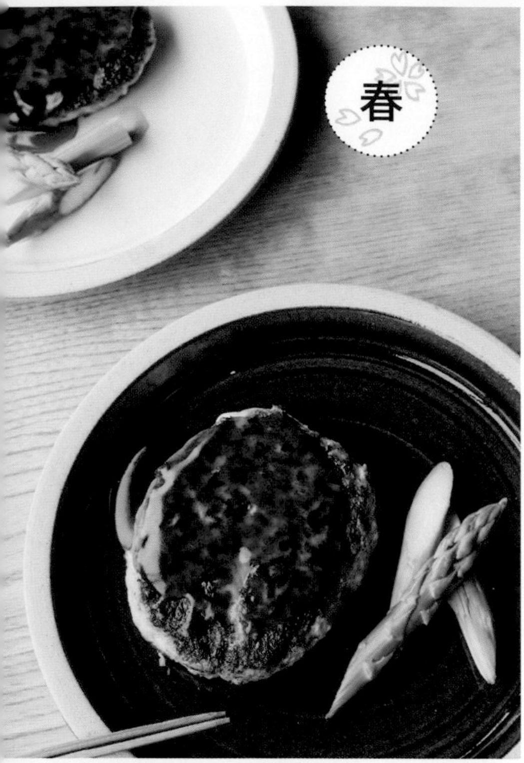

青紫蘇漢堡排

換成
牛豬綜合絞肉→雞絞肉
洋蔥・1/2顆→日本大蔥・1/2根（切成碎末）

加上
青紫蘇・5片（切絲）
甜橙皮・1/2顆（磨成泥）
以上都放進 絞肉團

換成
醬汁 → 黑醋勾芡
將酒（2大匙）、醬油和水（各1大匙）、砂糖（2小匙）、黑醋和太白粉（各1小匙）煮沸。

在寒冬緊閉門戶的身體一到了春天，轉眼間就門戶大開。在這樣的季節很容易感冒，所以我加了能有效預防感冒的日本大蔥和青紫蘇。甜橙皮可強化生命力的循環，爲身體建立保護層。

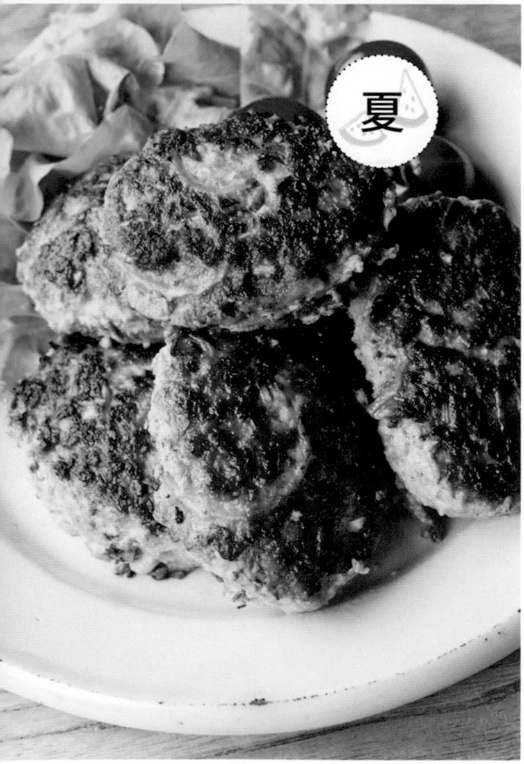

苦瓜漢堡排

換成
牛豬綜合絞肉→豬絞肉
洋蔥・1/2顆→西洋芹・1/2根（切成碎末）
太白芝麻油・1大匙→2大匙

加上
苦瓜・1/4條（切薄片）
以上都放進 絞肉團

苦瓜是降「暑熱」的代表性食材。所謂暑熱，就是來自體外，源於外部環境的熱氣。切好的苦瓜先抹鹽靜置10分鐘，之後再把水瀝乾。西洋芹則能有效地排出悶在體內的火氣。就用這個組合來度過炎炎夏日吧！

雖然這裡介紹的漢堡排並沒有加上肉豆蔻（少許），大家可以依照需要自行使用。

豆腐漢堡排

換成
牛豬綜合絞肉・250g→豬絞肉・150g
＋老豆腐・80g（去除水分後）
洋蔥・1/2顆
→日本大蔥・1/2根（切成碎末）
＋香菇・4朵（切成碎末）
牛奶→不加

加上
太白粉・2大匙
醬油・2小匙

以上都放進 **絞肉團**

因爲夏末暑氣而疲憊不堪的身體，需要的是有助於消除過多火氣的豆腐。豆腐和豬肉一樣，都有滋潤身體的效果，還能幫助整腸健胃。就用這道料理澈底解決夏日倦怠，爲自己充飽活力以面對即將到來的深秋吧！

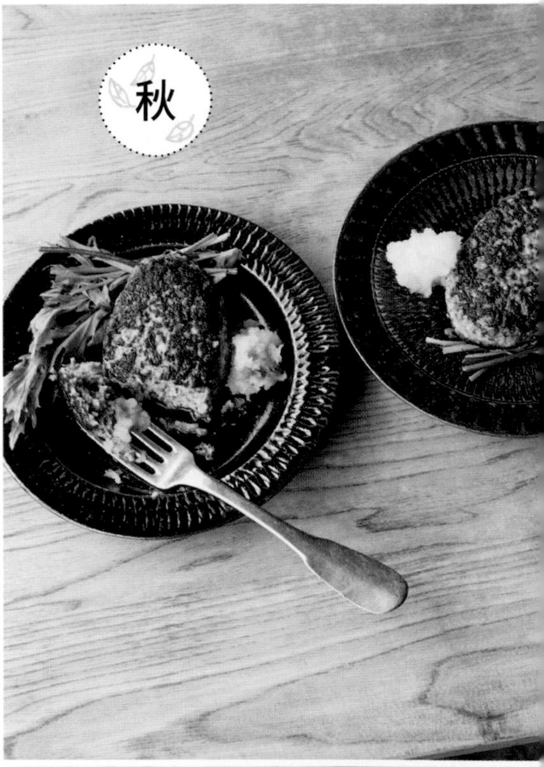

竹筴魚漢堡排

換成
牛豬綜合絞肉・250g→雞絞肉・200g
洋蔥・1/2顆
→日本大蔥・1/2根（切成碎末）
太白芝麻油・1大匙→2大匙
牛奶→不加

加上
竹筴魚・1～2條
（淨重150g，分切成3片）
醬油・2小匙
生薑泥・1小匙

以上都放進 **絞肉團**

竹筴魚是會使身體由裡到外暖和起來的食材，冬天時會特別想要大量攝取，因此把它加進漢堡排裡。請在剝皮去骨後切成1.5公分寬混入絞肉團內。也可依照喜好加些柚子醋。

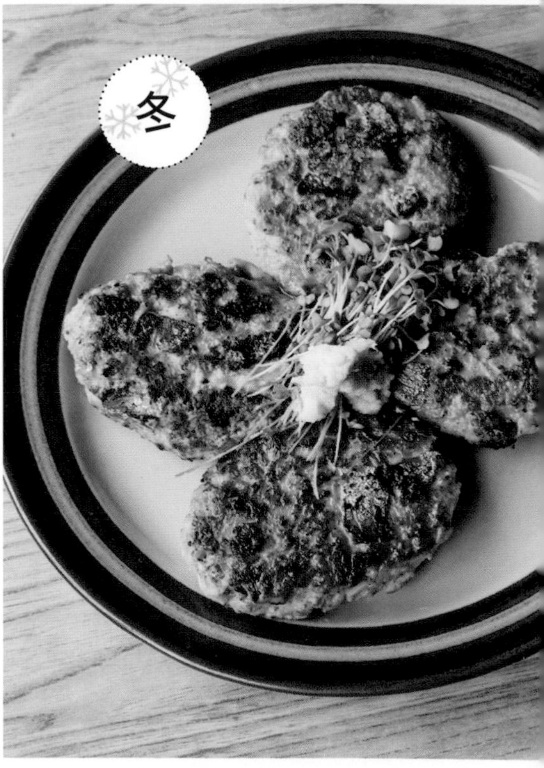

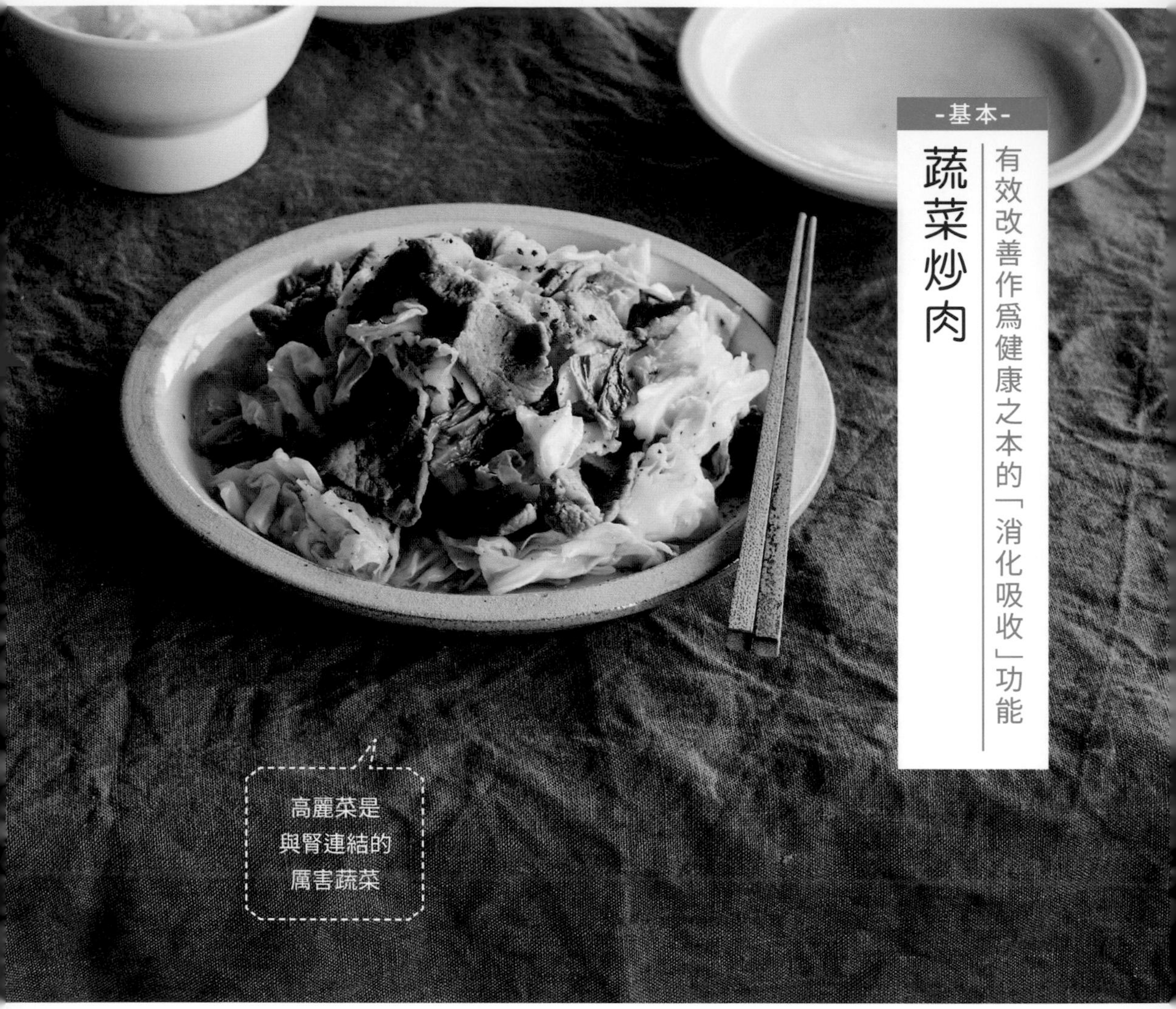

-基本-

蔬菜炒肉

有效改善作爲健康之本的「消化吸收」功能

就挑這種時候吃吧

可不要因爲只是蔬菜炒肉就瞧不起這道料理。高麗菜幫助消化吸收的功效在蔬菜中是頂級的。其實，消化比大家想像的更耗能量，所以消化的功能要是變差，身體就會累。但即使好不容易消化了，只要沒被腸子吸收，生命力也無法在全身循環。高麗菜是可以有效改善這兩者功能的優質蔬菜，請大家和能滋潤身體的豬肉搭配，好好吃個夠吧！

【材料】2 人份

食材

豬肉薄片・100g
高麗菜・1/4顆（300g）

調味料

Ⓐ醬油・1小匙
└酒・1小匙
生薑・1片
太白芝麻油・1大匙
鹽・1/2小匙
胡椒・少許
醬油・1小匙

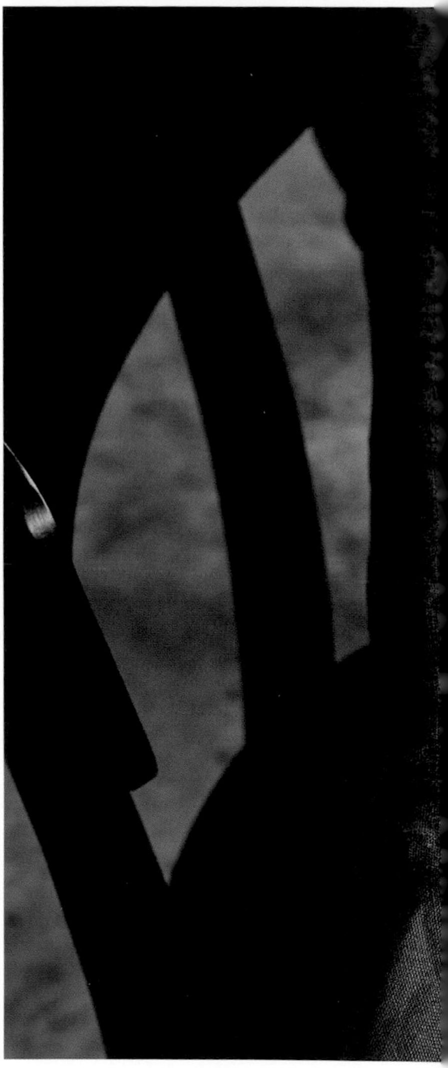

【作法】

1 把**豬肉**切成方便食用的大小，將Ⓐ搓揉進去。將**高麗菜**切成一口大小，**生薑**切成碎末。

2 把**油**和**生薑**加入平底鍋開中火。

3 冒出香味時下**豬肉**，炒到肉變色後加進**高麗菜**再炒一炒。

4 加**鹽**調味並撒上**胡椒**。最後沿著鍋緣淋一圈**醬油**。

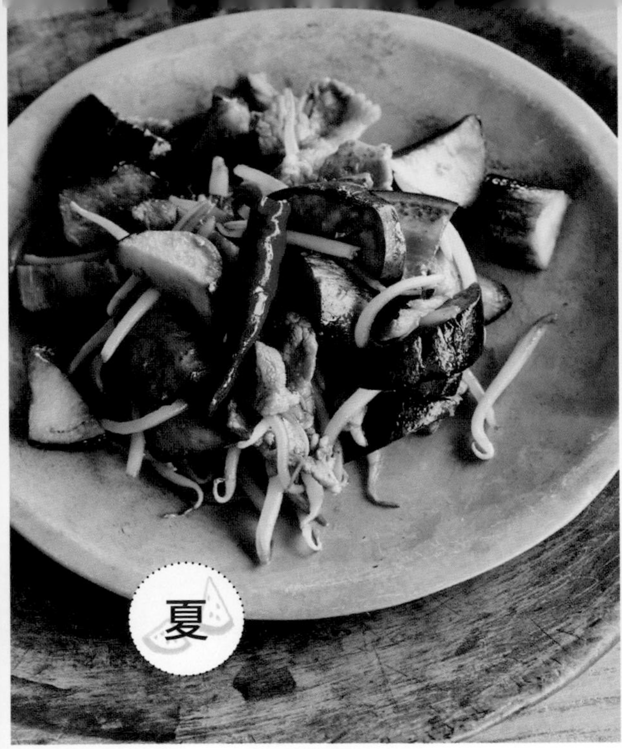

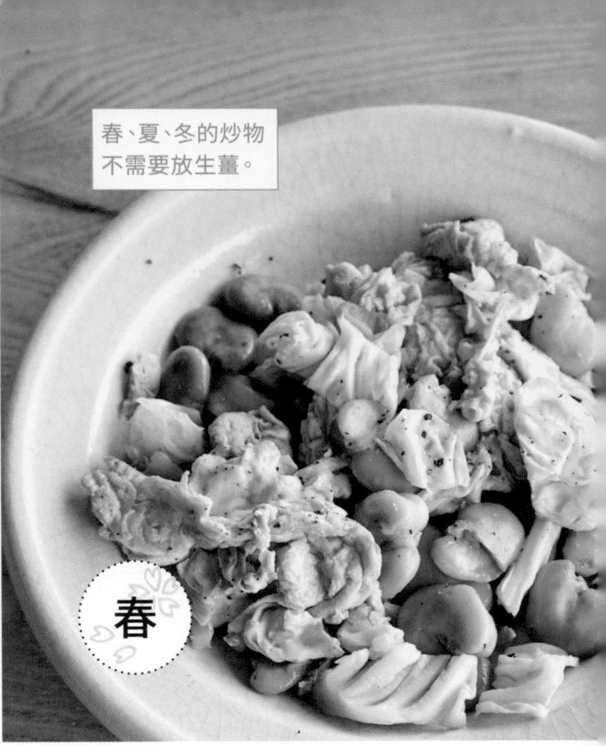

茄子炒綠豆芽

換成
豬肉薄片・100g→50g
高麗菜・1/4顆→
茄子・3條（切成不規則狀後泡醋水）＋綠豆芽・1/2袋
Ⓐ醬油・1小匙→1/2小匙
酒・1小匙→1/2小匙
鹽・1/2小匙→蠔油・1大匙
太白芝麻油・1大匙→2大匙

加上
辣椒・1條

茄子有助於擺脫悶在體內的過多火氣。綠豆芽既能降火，還有消水腫的效果。辣椒和生薑一起加入鍋中，待散發出香味時就取出，料理完成後可以用來美化擺盤。

蠶豆炒蛋

換成
豬肉薄片・100g→50g
高麗菜・1/4顆→1/12顆
Ⓐ醬油・1小匙→1/2小匙
酒・1小匙→1/2小匙

加上
蠶豆・70g（淨重）
雞蛋・2顆（加一撮鹽後打散，用油稍微炒一下就取出）
黑醋・1/2小匙

「脾」是負責調節體內水分的器官，吃蠶豆可以提升其功能，有助於除去多餘的濕氣，請用鹽水燙過後把皮剝掉。最後再加點黑醋，如此一來，生命力會運作得更強。

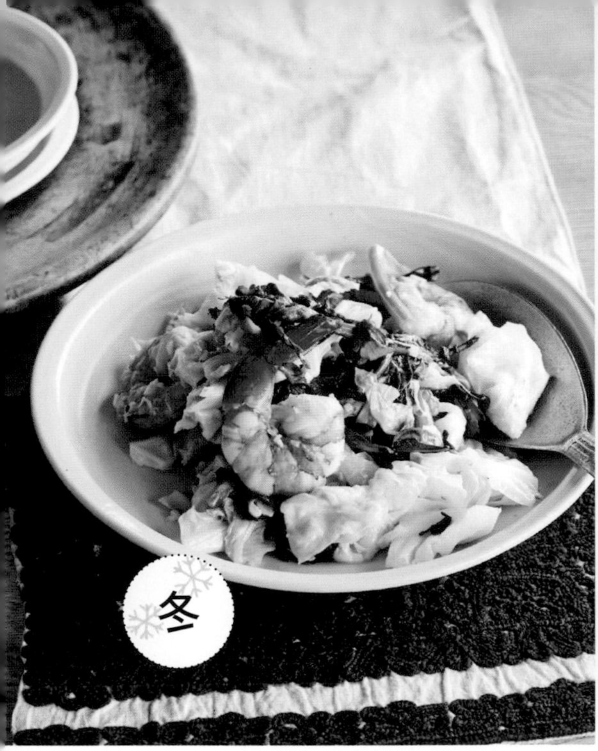

山茼蒿炒蝦

換成
豬肉薄片・100g
→蝦子・6隻150g
（將酒1小匙和鹽1/4小匙搓揉進去。步驟3炒到變色後先取出，接著加入高麗菜炒一炒，最後再把蝦子放進去）
生薑→大蒜
高麗菜・1/4顆→1/6顆
醬油→魚露

加上
山茼蒿・1/4把
（切成5公分長）

冬天是將生命力儲存在「腎」的季節。蝦子具有豐富的生命力，不僅可以補腎，暖身效果也相當出色。山茼蒿對食慾不振很有效，還有調節體內水分的作用。

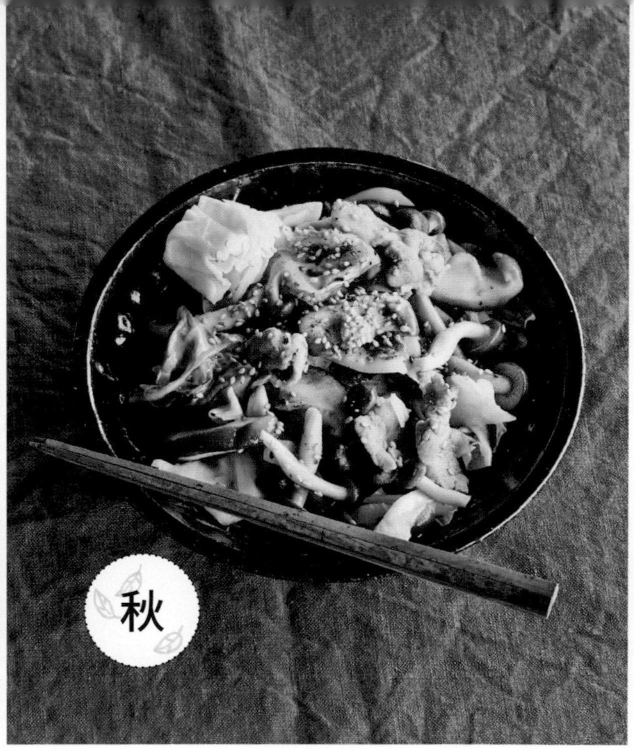

高麗菜炒蘑菇

換成
高麗菜・1/4顆→1/8顆

加上
鴻喜菇・1包（分成小朵）
香菇・4朵（斜切成偏厚的片狀）
白芝麻・1大匙

面對乾燥的秋天，請記得「白色食物會帶來滋潤」。尤其是具有潤腸功效的白芝麻，可以在料理的最後大方地撒上。香菇和鴻喜菇會在莫名提不起勁時，為你補充生命力，請和高麗菜一起炒吧！

-基本-

嫩煎土魠魚

可以更健康養生地補充生命力

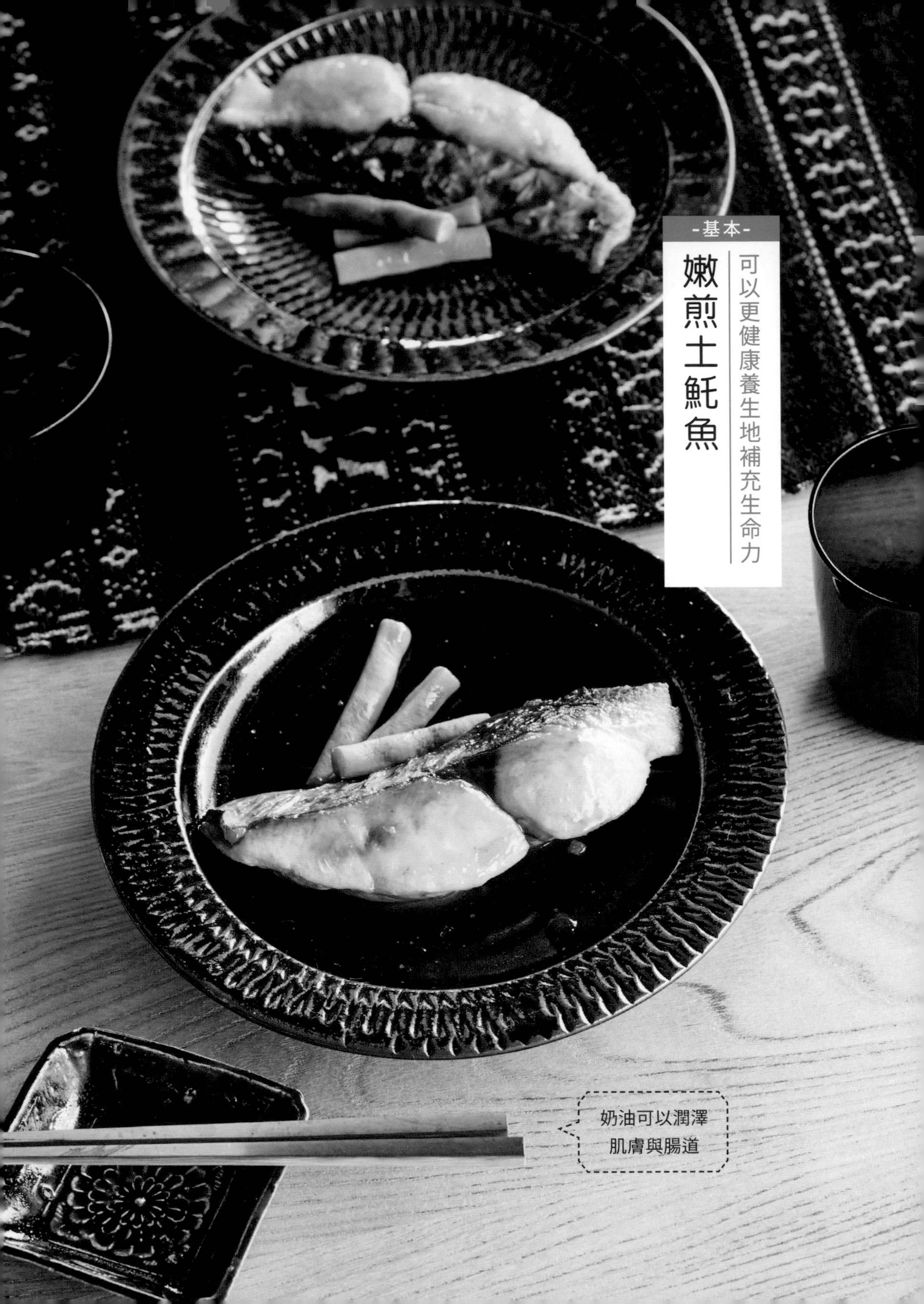

奶油可以潤澤肌膚與腸道

【材料】2人份

食材

土魠魚・2片

調味料

鹽・適量
胡椒・少許
麵粉・少許
太白芝麻油・1大匙

醬油醬

奶油・10g
酒・2小匙
醬油・2小匙

【作法】

1 將**土魠魚**撒上**鹽**和**胡椒**後靜置10分鐘。

2 **土魠魚**擦乾水分後，沾上薄薄一層**麵粉**。

3 把**油**倒入平底鍋加熱後，**土魠魚**帶皮的那一面先下，蓋上鍋蓋。以中火偏小將兩面都煎熟。

4 加入 **醬油醬** ，讓**土魠魚**沾上醬汁。

就挑這種時候吃吧

不管哪種魚類，都是有助於補充生命力的珍貴食材，還能讓人攝取到優質的脂肪。土魠魚除了7～9月的炎熱時節外，一整年都很好取得，所以才會拿來選作基本款食譜。請大家一定要充分食用各個季節的魚類。此外，奶油是嫩煎調理的重點。最近似乎有許多人不太吃奶油，不過適度攝取既能滋潤肌膚，也有助於通便，不妨善加利用。

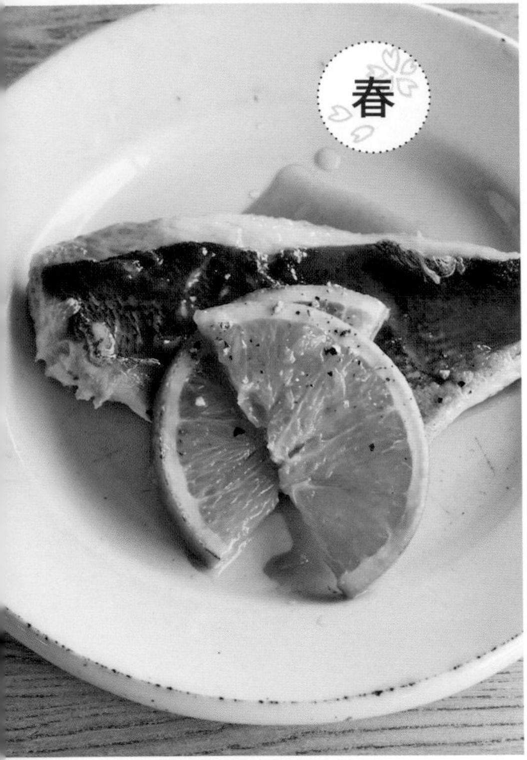

嫩煎黃雞魚

換成

土魠魚→黃雞魚

醬油醬 → **甜橙醬**

取出黃雞魚後擦拭平底鍋。加進甜橙的圓形切片（2片）和甜橙汁（100ml），熬煮至濃稠且分量減半後，加入奶油（10g）及蜂蜜（2小匙），最後再加鹽（少許）調味。

大地和身體都自由伸展的春天。會促使冬季停滯的生命力循環的就是柑橘類。春天忽冷忽熱的氣候會導致身體不穩定，這時酸味會負責好好地調整身體狀況。黃雞魚在夏季產卵期前五、六個月左右最鮮美。

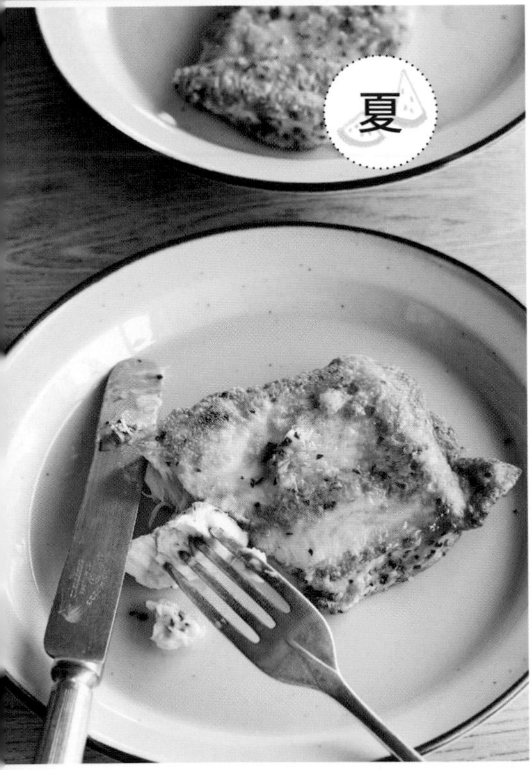

義式檸檬旗魚

換成

土魠魚→旗魚
麵粉・少許→3小匙
太白芝麻油・1大匙→ 1小匙

醬油醬 → **檸檬奶油醬**

奶油（15g）回復至室溫狀態，將檸檬皮（1/4顆）磨泥後拌勻。

加上

義式檸檬蛋液

將雞蛋（1顆）、起司粉（1大匙）、牛奶（1大匙）、乾羅勒葉（1/2小匙）混合。將旗魚片沾上蛋液後下鍋煎熟。

雞蛋是能滋補五臟與補充生命力的最強食材，可以從義式檸檬蛋液中大量攝取。另外，夏季時體力會隨著汗水一起流失，而檸檬的酸味正好有助消除疲勞。

嫩煎秋刀魚

換成　土魠魚→秋刀魚（去頭後取出內臟，洗乾淨後擦掉水分）
太白芝麻油．1大匙→2小匙

加上　**嫩煎蔬菜**
將香菇（3朵）切成薄片，再把青江菜（30g）的菜梗切細成3公分長，菜葉切大片。平底鍋放入奶油（5g）後炒蔬菜，再加入醬油（少許）調味，最後撒上白芝麻。

青江菜除了能夠改善血液循環，保護身體表面不受秋天乾燥的空氣影響，也有消除體內殘存暑氣的效果。香菇則是能在提不起衝勁時帶來活力的強大食材。

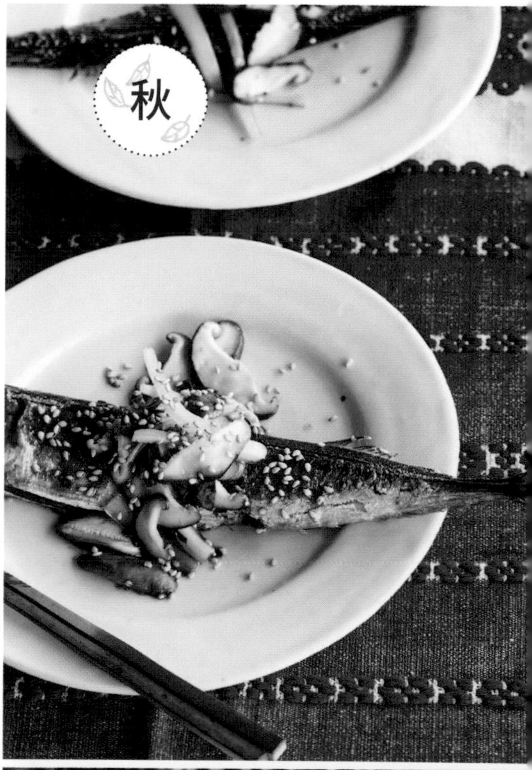

嫩煎鮭魚

換成　土魠魚→鮭魚

醬油醬 → **嫩煎蔬菜**
取出鮭魚後擦拭平底鍋。鍋中倒入太白芝麻油（1小匙）和洋蔥（1/4顆，切成薄片），用小火炒到變軟。加進奶油（10g）後拌一拌，再淋一圈醬油。最後撒上巴西里（切成碎末）。

鮭魚具有讓人從裡到外暖和起來，去除體內深層寒氣的效果，所以北海道會吃鮭魚鏘鏘燒是有其道理的。只要加上會溫暖腸胃的洋蔥，身體就暖呼呼了。

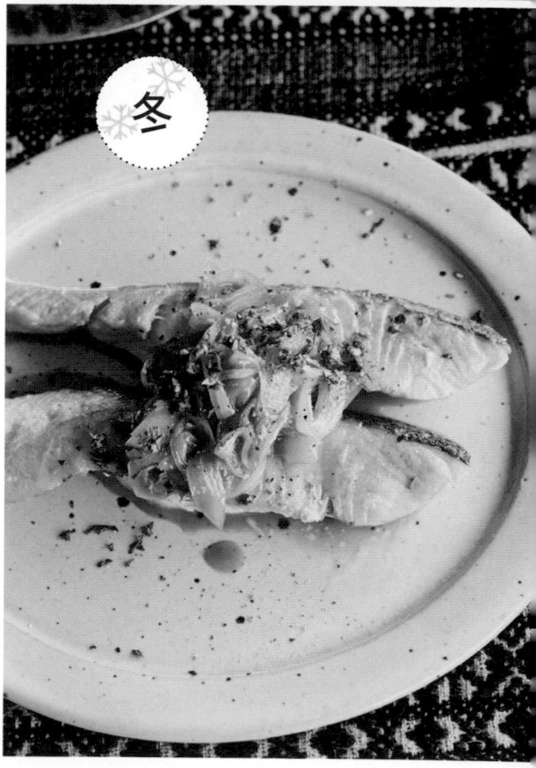

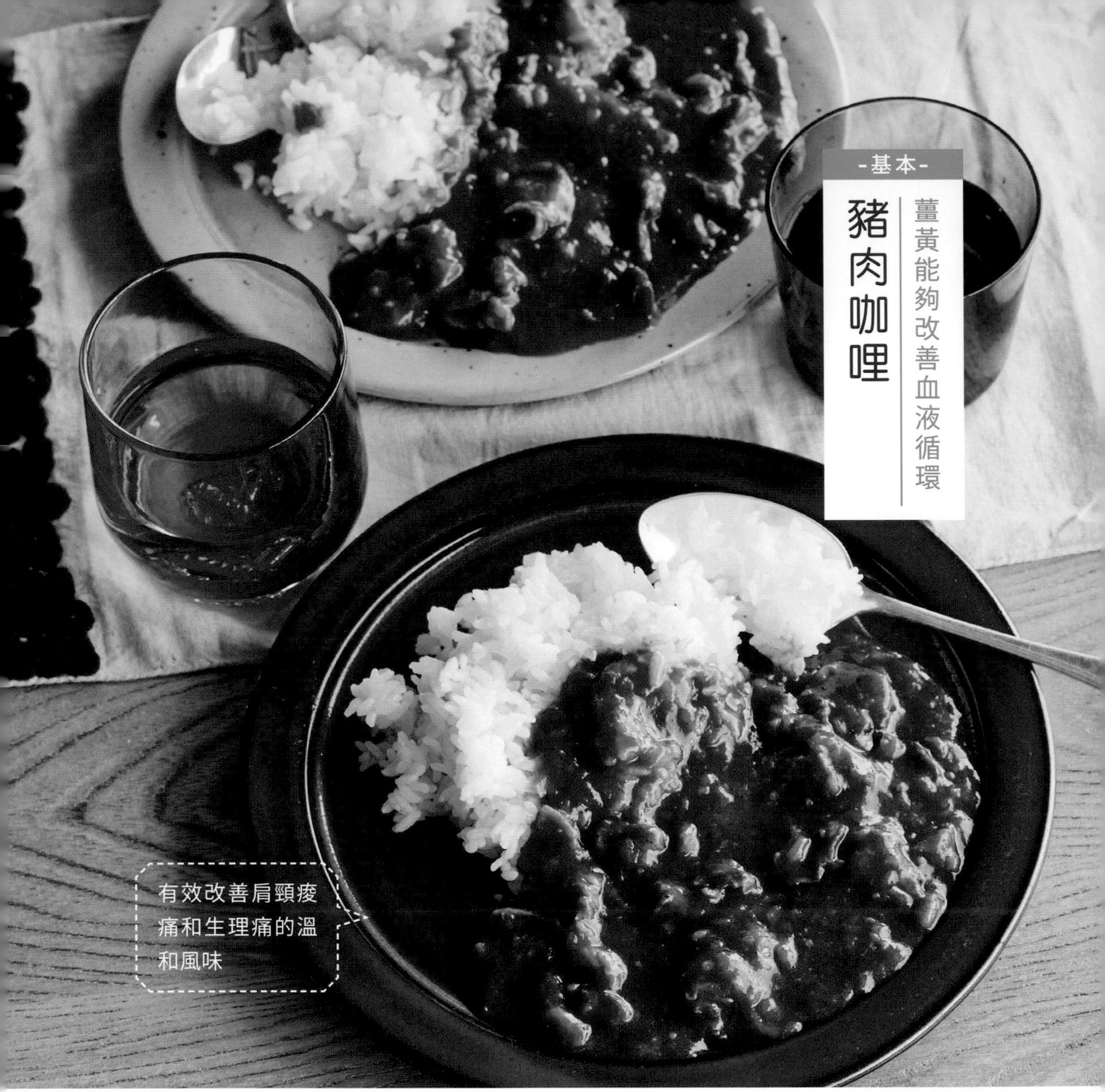
-基本-
豬肉咖哩
薑黃能夠改善血液循環
有效改善肩頸痠痛和生理痛的溫和風味

中醫將改善血液循環稱爲「理血」。薑黃是中醫當中可有效改善血行，甚至被稱爲能用來「破血」（一種活血的方法）的辛香料，這道料理有助於消除肩頸痠痛等症狀，若是血液循環不好，我推薦一整年都攝取。不過，基本上藥膳這種東西是「過猶不及」，由於對身體虛弱的人來說有時會太刺激，這份豬肉咖哩是做成比較溫和的風味。

就挑這種時候吃吧

【豬肉咖哩　材料】2 人份

食材

豬肉薄片・200g

調味料

Ⓐ 咖哩醬（如右所示）・4人份
柴魚高湯（偏濃）・400ml
蔬菜汁（市售）・200ml
蜂蜜・1大匙
醬油・1大匙
伍斯特醬・1大匙

橄欖油・2小匙

【作法】

1 把**豬肉**切成好入口的大小後，先撒上**鹽**（少許）。

2 將**橄欖油**倒入鍋中加熱後，嫩煎**豬肉**到出現淡淡的焦痕。

3 放入Ⓐ，煮至濃稠有黏度。

4 加**鹽**（1小匙）調味。

想從咖哩醬開始的人

【咖哩醬　材料】2 人份

食材

洋蔥・1½顆（300g）

調味料

Ⓐ 橄欖油・2大匙
酒・2大匙
大蒜（磨成泥）・1小匙
生薑（磨成泥）・1小匙
鹽・1/2小匙

奶油・25g
麵粉・3大匙
咖哩粉・2大匙
番茄醬・2大匙

【作法】

1 把**洋蔥**切成碎末，用微波爐加熱約7分鐘直到變軟。

2 將Ⓐ和**洋蔥**放入平底鍋，用大火炒到變褐色。

3 加入**奶油**和**麵粉**，用中火偏小炒到看不到粉。加入**咖哩粉**使香氣更加濃郁。

4 加入**番茄醬**炒到沒有水分爲止。

油菜花咖哩

換成

豬肉薄片・200g
→牛肉薄片・300g（撒少許鹽）

加上

油菜花・1把
（切成2公分長，在步驟2炒）

春天是萌芽的季節，就給自己的身體已經萌芽的食材吧。略帶一絲苦味的油菜花，實際上具有排毒的效果。同時，油菜花也能大大地促進體內循環，帶來生命力。細細品嚐營養美味的牛肉時，光從舌尖就能實際感受到滋養。

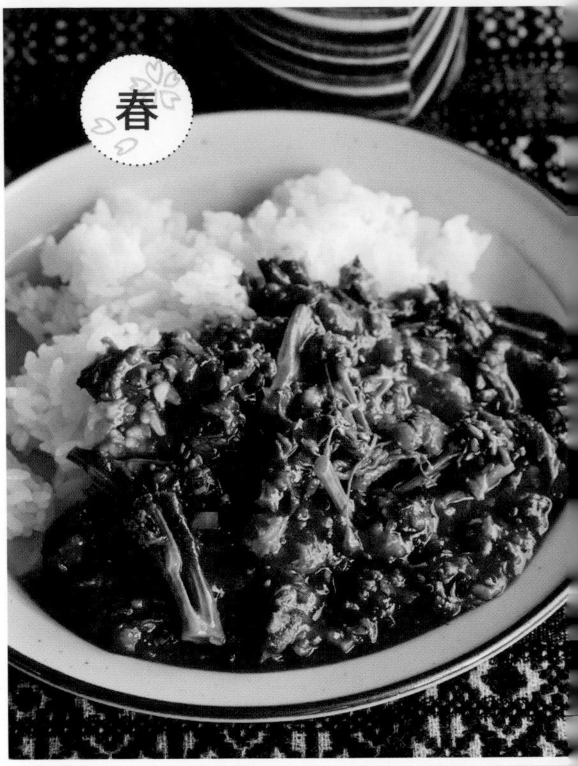

無肉綜合豆咖哩

換成

豬肉薄片
→綜合豆（最後加進去稍微煮一煮）
橄欖油・2小匙
→不加

在氣候濕熱的印度，豆類咖哩是人們常吃的菜色。豆類能夠改善水分循環，有助排出體內多餘的水分，還可以解毒。食用不同豆類能夠攝取各色豆類所具備的營養，因此推薦使用綜合豆。

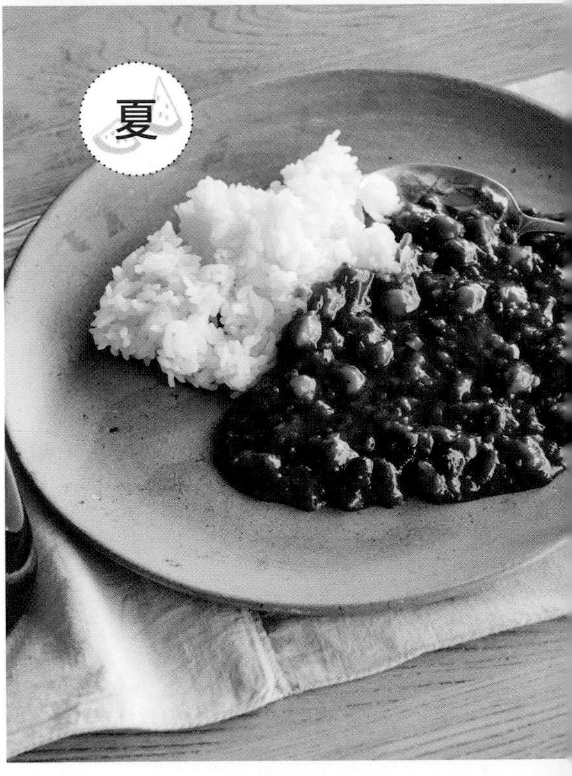

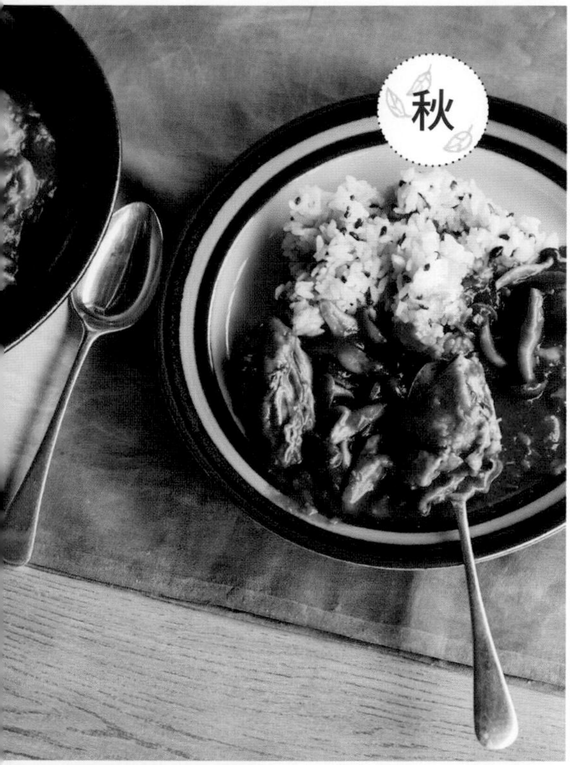

牡蠣咖哩

換成

豬肉薄片・200g
→牡蠣・300g（洗淨後擦乾水分並沾上麵粉。用橄欖油大致煎過表面後取出，最後再放回去煮2分鐘）

加上

鴻喜菇・1包
（分成小朵，加橄欖油2大匙簡單炒一炒後，再放入Ⓐ）

就算面對秋季的乾燥空氣，牡蠣照樣能爲身體帶來滋潤。既可補血，對於上火和身體發熱也效果絕佳，特別推薦更年期的婦女食用。沾上太白粉後輕輕揉一揉，再用水好好沖洗便能除去髒汙。

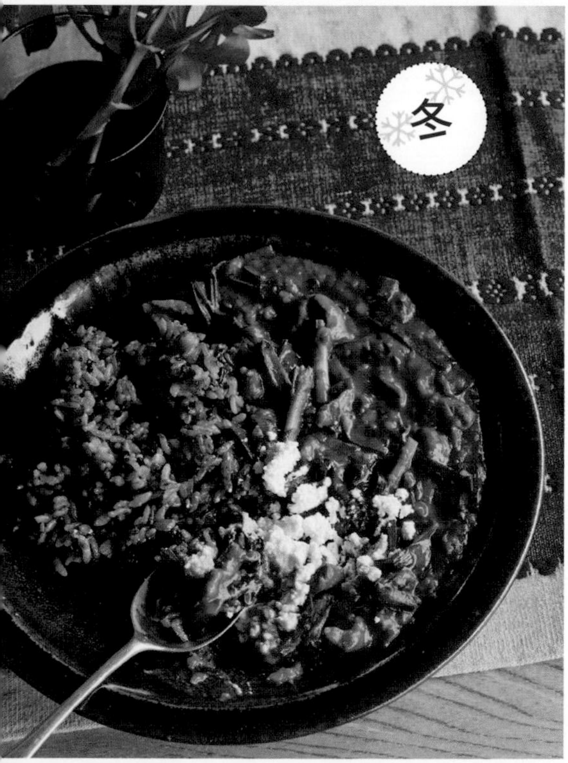

小羊肉韭菜咖哩

換成

豬肉薄片
→小羊肉（切好後浸泡在100ml的牛奶中1小時。再撒上少許鹽）

加上

韭菜・1把（切成3公分長。最後再加進去，大致煮至沸騰）
茅屋起司・2大匙（放在咖哩上）

小羊肉是肉類當中少數能使身體暖和起來的「溫性」食材。小羊肉帶有一股特殊的氣味，配上咖哩會更好入口。另外，韭菜也是能暖身的蔬菜。這個組合可以改善血液循環，增進食慾。小羊肉「陽」盛，所以用屬「陰」的起司稍微平衡。

-基本-

唐揚炸雞

炸物可以在感覺身體充滿活力時享用

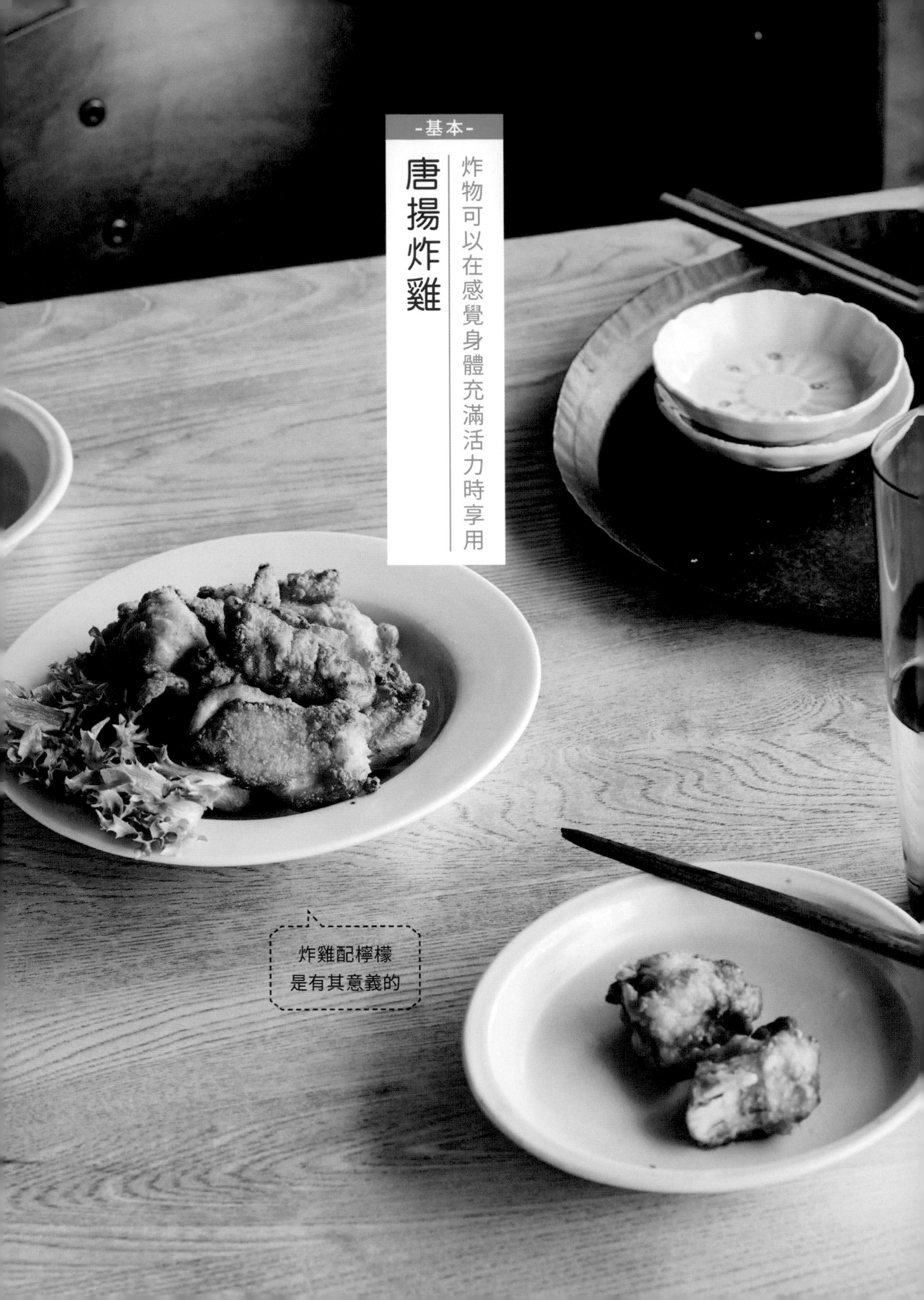

炸雞配檸檬
是有其意義的

【材料】2～3人份

食材

雞腿肉・300g

調味料

Ⓐ 大蒜（切成碎末）・1/2小匙
生薑（切成碎末）・1/2小匙
醬油・2小匙
味醂・2小匙

炸油・適量

麵衣

太白粉・4大匙

【作法】

1 將**雞腿肉**切成偏大的一口大小，沾上Ⓐ後仔細揉搓，接著靜置15分鐘。

2 稍微擦一擦汁液，確實地沾上**太白粉**。

3 **炸油**倒入鍋內加熱到約170℃，加入**雞肉**並炸熟。

就挑這種時候吃吧

藥膳主張「無物不可吃」，不過要吃炸的還是得看自己的身體狀況。油被稱爲「痰濕」，其黏膩的性質會讓身體循環變差，造成健康負擔，請挑腸胃狀況不錯時享用。順帶一提，「炸雞配檸檬」是有其重要意義的。柑橘類、蔥、生薑，以及帶有酸味的黑醋勾芡等食材，都具有改善體內循環，強化生命力的作用，因此各位在享用炸物時，就多多利用檸檬或蔥這類促進循環的食材吧！

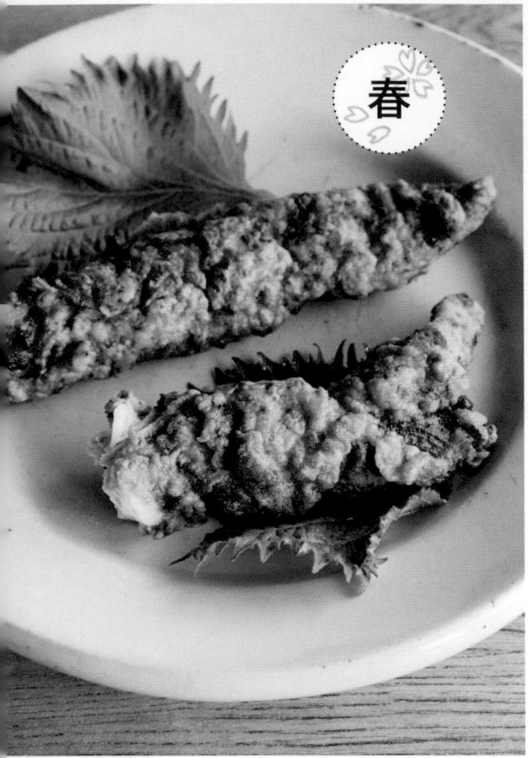

唐揚炸雞柳條

換成
雞腿肉→雞柳條（不切，用叉子將整片雞柳條大致戳過後，把Ⓐ搓揉進去）
太白粉．4大匙→6大匙

加上
麵衣
將蛋白（1顆）、鹽（2撮）、切成碎末的青紫蘇（4片）仔細混合後加入雞柳條，靜置15分鐘，最後再沾上太白粉。

春天是陽氣上升的季節。在這帶給人輕舞飛揚印象的時節，可以選擇脂肪含量較少、在肉類當中相對好消化的雞柳條。青紫蘇能有效預防感冒。若再加點柚子醋，那微酸的滋味將賦予身體滿滿的生命力。

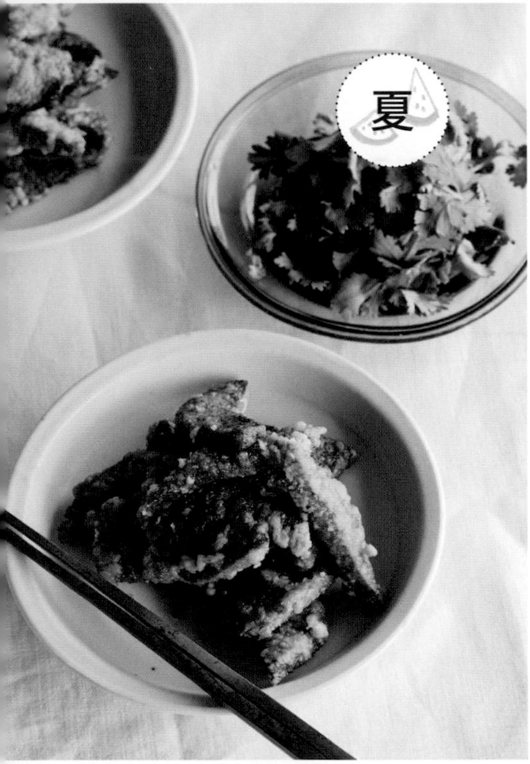

唐揚炸豬肝

換成
雞腿肉→豬肝（切好之後浸泡在牛奶50ml裡靜置10分鐘，再把Ⓐ搓揉進去）
太白粉．4大匙→6大匙

加上
麵衣
將鹽（2撮）加進蛋白（1顆）中澈底混合後加入豬肝，靜置15分鐘，最後再沾上太白粉。

夏天是汗水流失的季節。藥膳中有「汗血同源」的說法，意思是汗水一旦流失，氣血也會跟著流失。因此，這裡的食材選用能造血的豬肝。由於具有補血的作用，也能有效安定因暑氣而焦躁浮動的心。

唐揚炸五花肉

換成

雞腿肉→豬五花（切成1.5公分厚偏大的一口大小，並將Ⓐ搓揉進去）

加上

日本大蔥・20g（切成碎末）
檸檬・1/4顆

豬五花的卡路里很高，之所以特意選來當秋天的食譜，是參考了動物「冬眠」的習性。如果要吃油膩重鹹的食物，最好挑在需要預先儲蓄體內養分，好對抗嚴冬的秋季。請大家購買時盡量選用脂肪較少的食材，而且一定要撒檸檬和日本大蔥這些「促進循環的食材」。

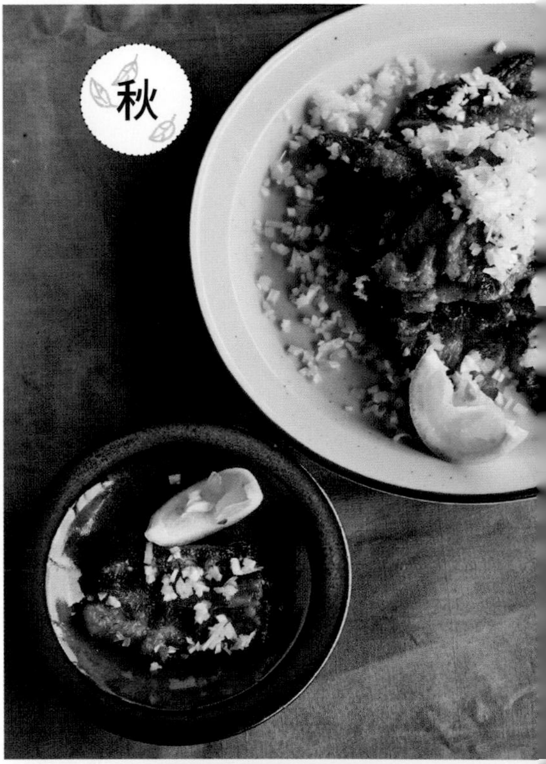

唐揚炸竹筴魚

換成

雞腿肉300g
→竹筴魚・1～2條（淨重200g）
（分切成3片後將Ⓐ搓揉進去）

加上

麵衣
韭菜・1/2把
（將靜置了15分鐘的竹筴魚沾上切成碎末的韭菜，最後再沾上太白粉）

竹筴魚和韭菜是使身體暖和起來的二大巨頭。與其做成生魚片，加熱後的竹筴魚暖身效果更棒，所以我選擇用炸的。這道料理同時也有改善消化與增進食慾的效果。和裹上厚粉油炸的竹筴魚相比，吃起來較不油膩這點也很加分。

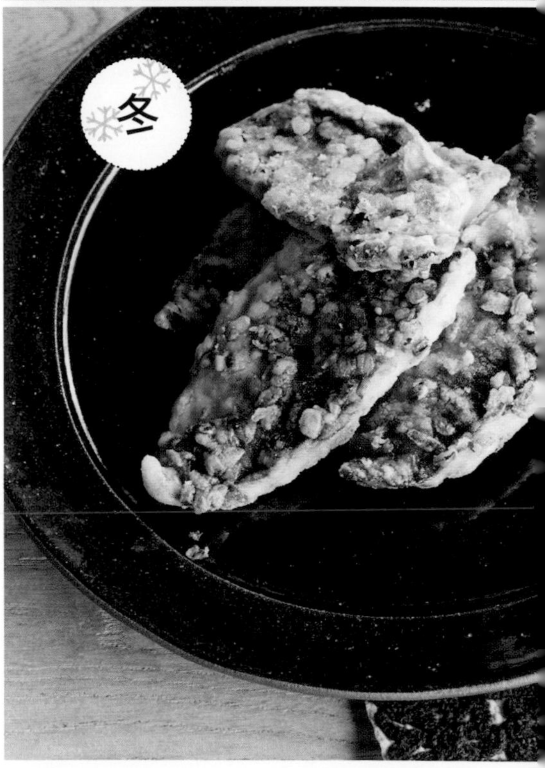

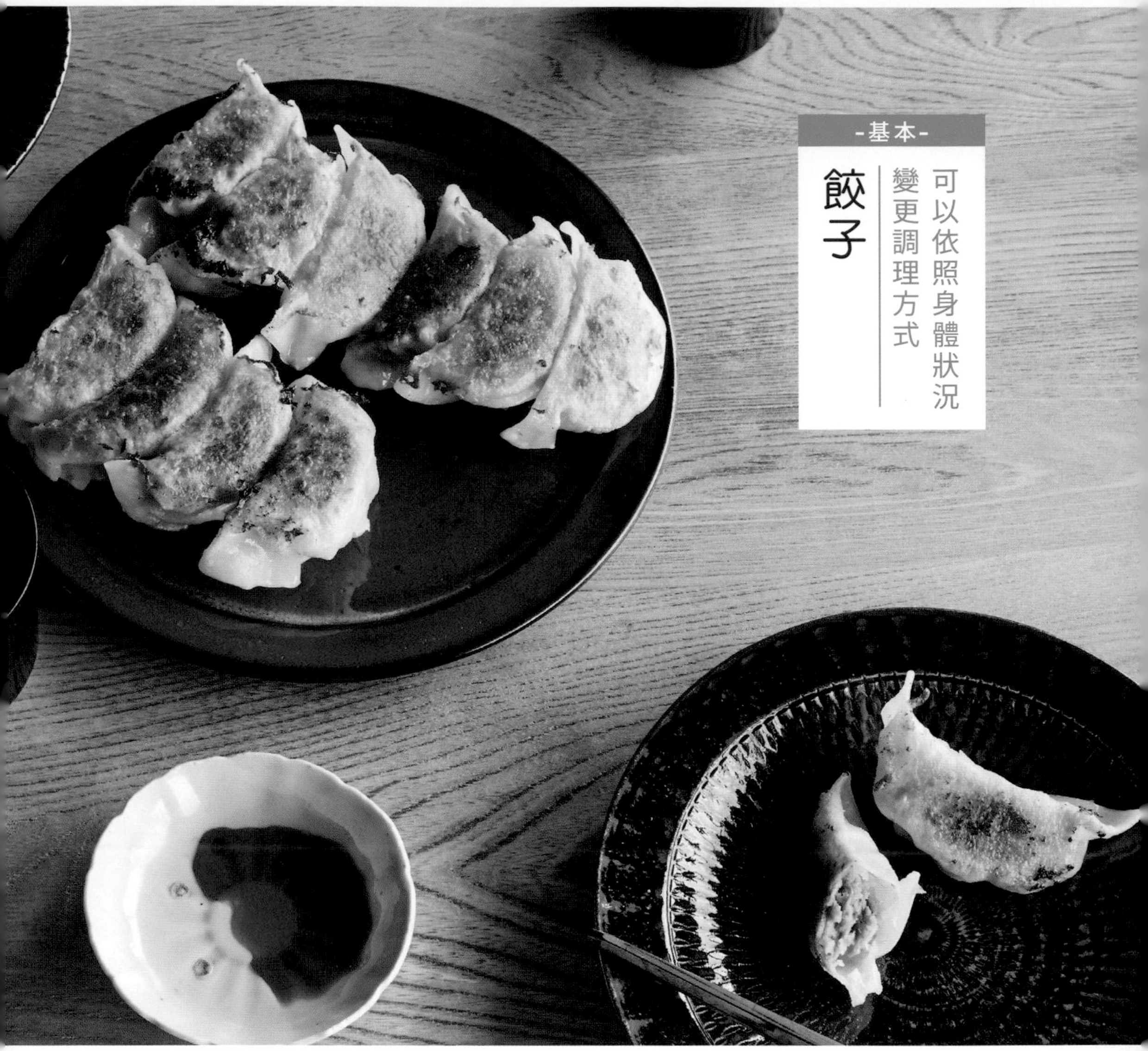

-基本-

可以依照身體狀況變更調理方式 餃子

就挑這種時候吃吧

餃子的魅力，就在於煎、蒸、水煮都行得通。我會在P105解釋「藥膳中對身體有益的調理方式排序」。所以，舉例來說，要是夏天提不起勁，覺得P54的炸餃子很有負擔的話，不妨用相同的內餡煮成水餃；要是嫌麻煩，也能加在湯裡一起吃。請大家依照身體狀況和季節選用調理方式，享用不同風味的餃子吧！

【材料】20～25顆

食材

餃子皮・20～25張

絞肉團

豬絞肉・150g

高麗菜・1/6顆（200g）

調味料

Ⓐ 醬油・2小匙

酒・2小匙

芝麻油・1小匙

砂糖・1小匙

大蒜（切成碎末）・1小匙

生薑（切成碎末）・1小匙

鹽・1/4小匙

太白芝麻油・2大匙

【作法】

1. **高麗菜**切成碎末後，抹上**鹽**（2撮）使其軟化，再稍微瀝乾水分。
2. 做**絞肉團**。將**豬絞肉**、Ⓐ放入大碗中稍微攪拌。加進 1 後混勻。用**餃子皮**包起來。
3. 將**油**倒進平底鍋，把餃子放進鍋子裡，加**水**（100ml）並蓋上鍋蓋，開中火偏小煎。
4. 餃子皮煎到透明、水分蒸發後打開鍋蓋，把爐火開大，煎到略帶焦色。

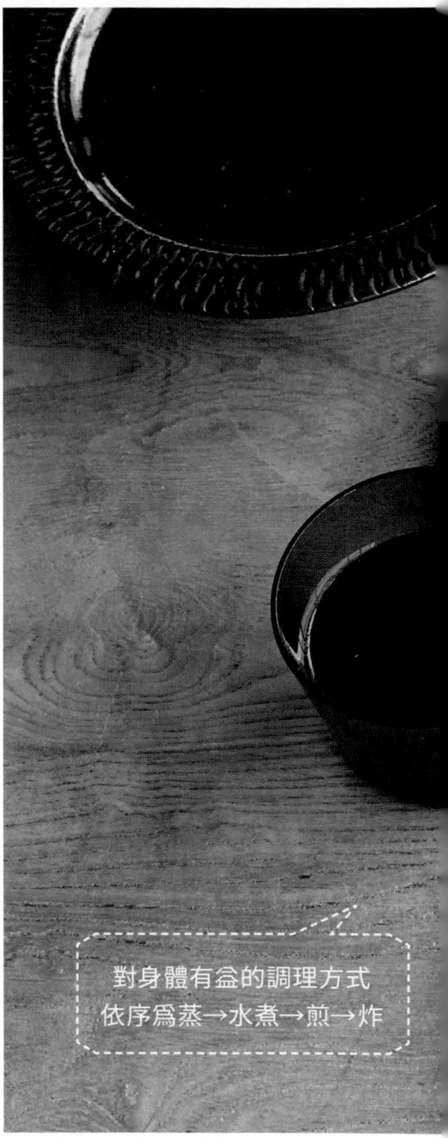

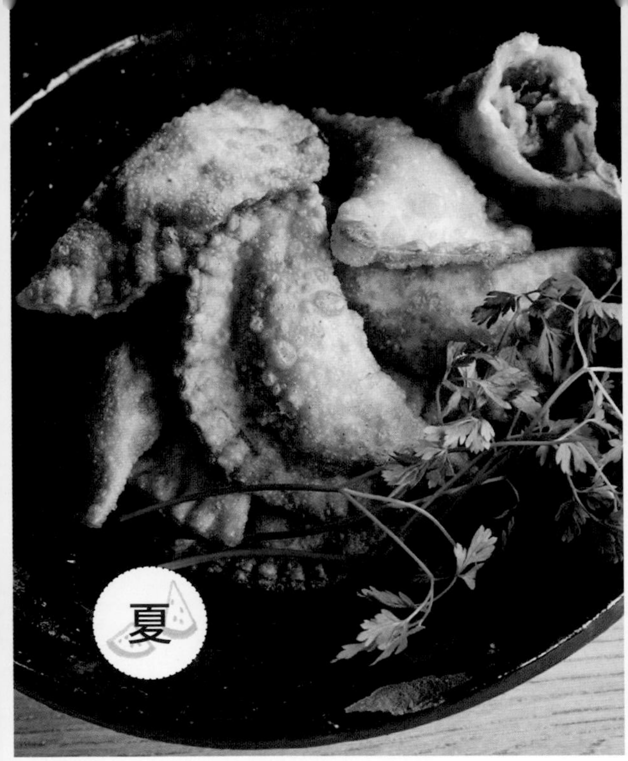

番茄炸餃子

換成　高麗菜・1/6顆→1/8顆

加上　**番茄絞肉團**

番茄・1顆（100g）
番茄去籽切成1公分小丁，再加入融化的起司（50g）混勻。接著，連同絞肉團與番茄醬（適量）一起用餃子皮包起來。

調理法　把油加熱到160℃，將餃子炸熟。

番茄不僅是能讓身體降溫的食材，還可以滋潤身體及健胃。爲了能直接品嚐酥脆口感，我把番茄醬加在餃子裡面。番茄可以換成一樣有助身體降溫的西洋芹或櫛瓜等。

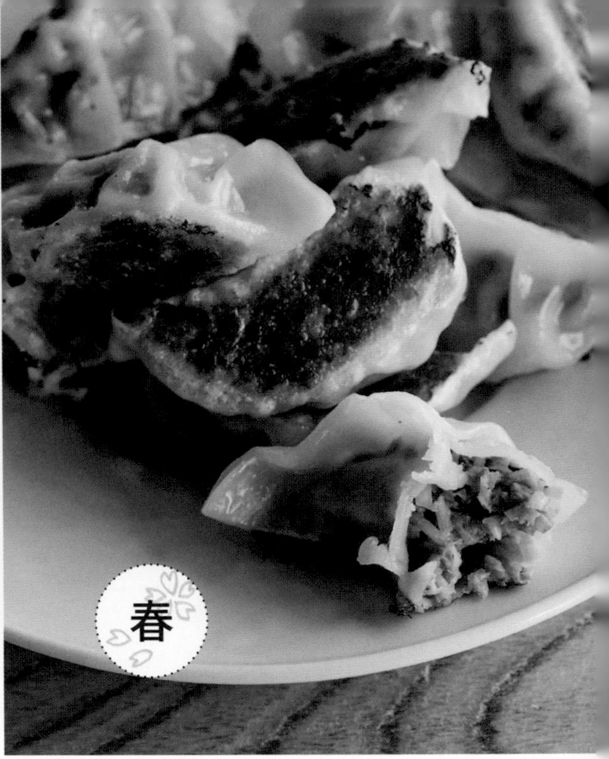

鴨兒芹甜橙餃子

換成　高麗菜・1/6顆→1/8顆
大蒜→不加

加上　**鴨兒芹甜橙絞肉團**

絞肉團裡加進切成粗碎末的鴨兒芹（50g）與磨成泥的甜橙皮（1顆）後混勻。

調理法　和基本款食譜一樣的煎法。

鴨兒芹和甜橙略帶苦味。苦味的食材實際上具有排毒的效果。鴨兒芹也有助於改善皮膚發癢。除了甜橙，也可以使用任何當季的柑橘類。

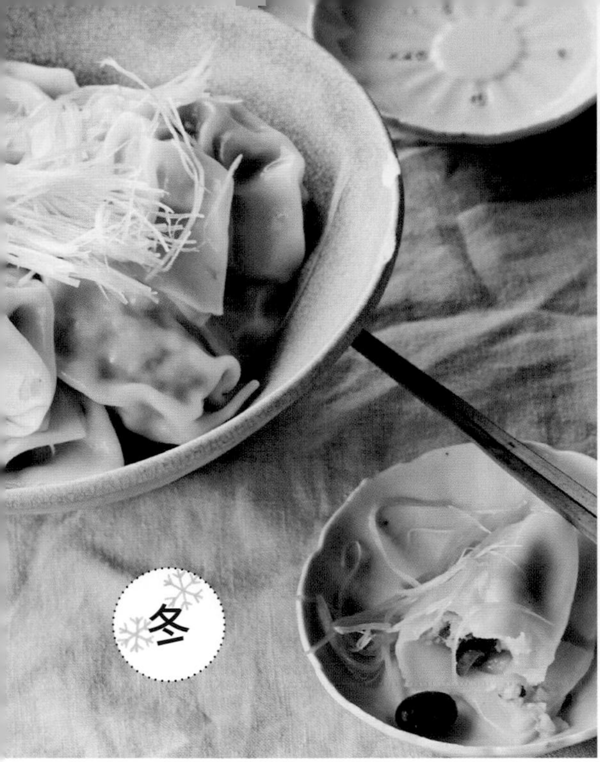

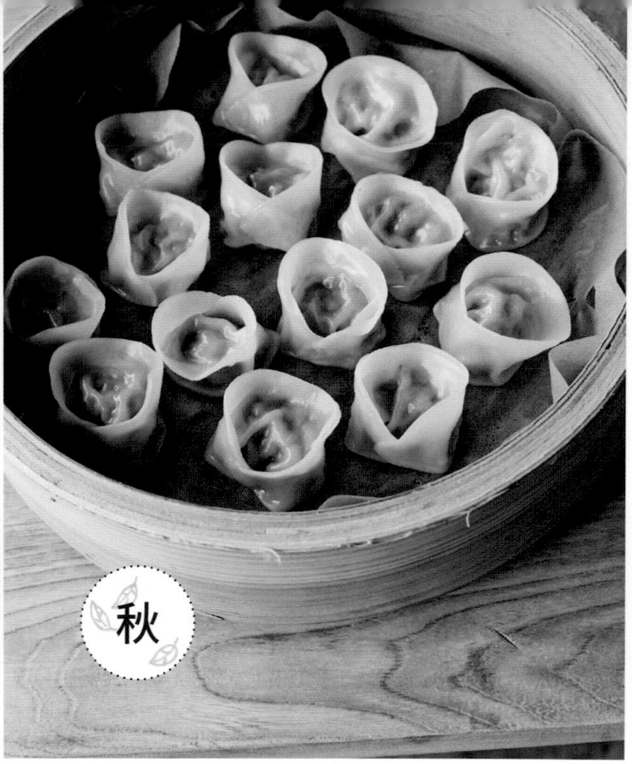

黑豆餃子

換成　高麗菜・1/6顆→1/12顆

加上　**黑豆絞肉團**

將水煮黑豆（100g）、香菇（3朵，切成碎末）和絞肉團一起用餃子皮包起來。最後可以用白蔥絲（適量）裝飾。

調理法　丟進一大鍋滾水中煮熟。

黑豆能夠滋補被稱爲「生命力的儲藏庫」的腎，是一種非常強大的食材。黑豆既有凍齡效果，又能改善血液與水分循環，只在日本元旦吃年菜時才享用實在太可惜了！這是我希望大家一年四季都使用的食材。

蓮藕蒸餃

換成　高麗菜・1/6顆→1/12顆

加上　**蓮藕絞肉團**

蓮藕（50g）切成粗碎末後泡在醋水裡。用太白芝麻油（1小匙）將蓮藕、松子（30g），還有醬油及味醂（各1小匙）炒到收汁。待稍微放涼後，和絞肉團一起用餃子皮包起來。

調理法　用蒸鍋蒸10～15分鐘。

這道餃子可以稱爲「護膚餃子」。蓮藕是一種能夠改善血液循環及帶來潤澤的理膚食材。用一般的包法來蒸也OK。

基本

日式炒飯

米飯能夠安定浮躁的心

選用黑米
更能提升生命力

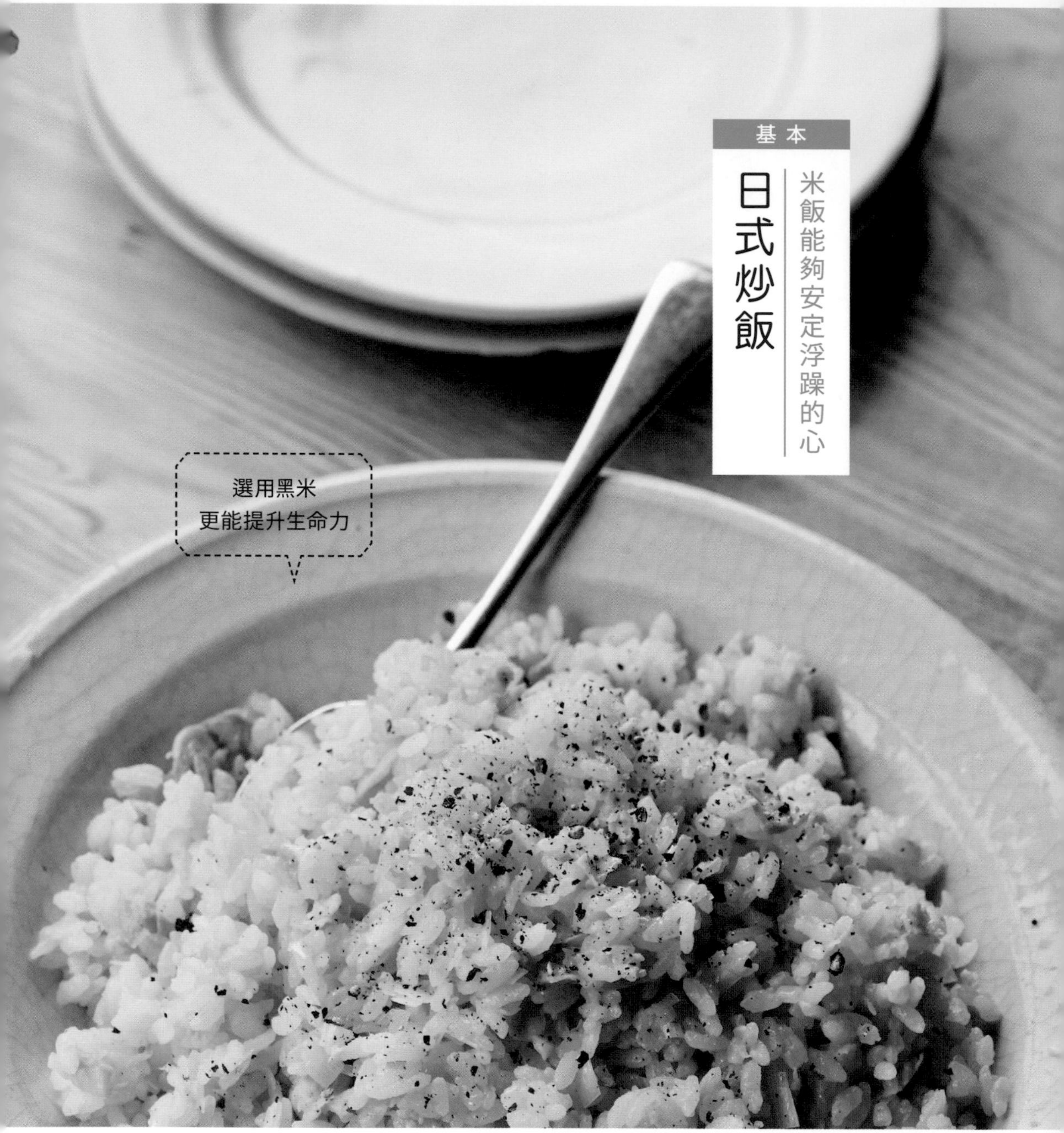

【材料】2 人份

食材

雞蛋・2顆
日本大蔥・1/2根（50g）
飯・400g

調味料

太白芝麻油・2大匙
鹽・1小匙
醬油・1小匙
黑胡椒・少許

【作法】

1 把**蛋**打散，並將**日本大蔥**切成碎末。

2 把**油**倒進中式炒鍋，用中火加熱，加進**打散的蛋**後，馬上把**飯**放下去炒。

3 加**鹽**翻炒，並加入**日本大蔥**稍微混合。沿著鍋緣倒入**醬油**後炒勻，最後再撒上**黑胡椒**。

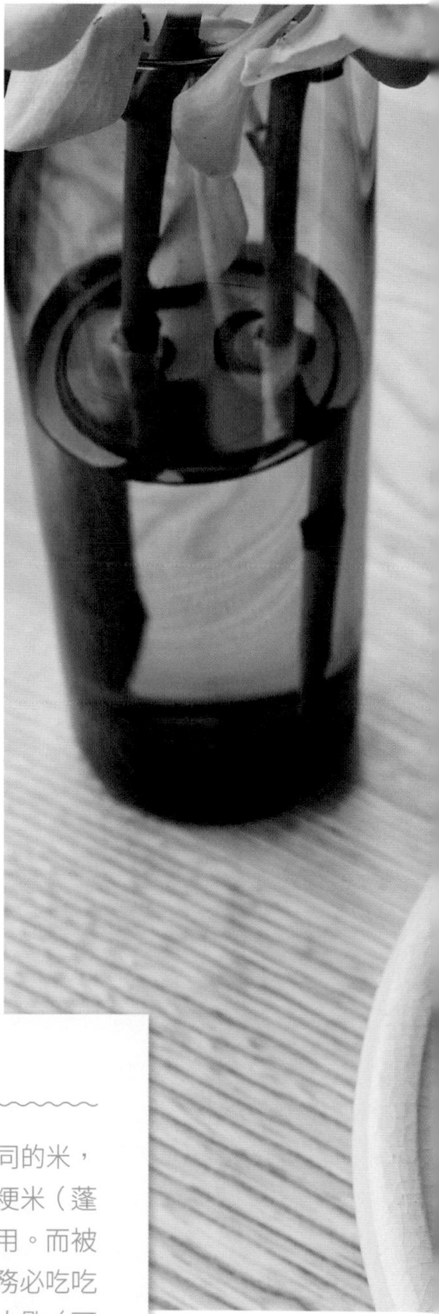

就挑這種時候吃吧

儘管在這裡使用的是白米，若能依照身體狀況選擇不同的米，將能更有效地增加生命力。舉例來說，大家經常吃的粳米（蓬萊米）具有安定情緒的效果，甚至被當成漢方藥材使用。而被稱爲「藥米」的黑米，則是富含生命力的米，請大家務必吃吃看。此外，要是將白米150g（量米杯180ml）和糙米2大匙（可以加在白米裡煮的那種）一起煮，將能嚐到粒粒分明的滋味。

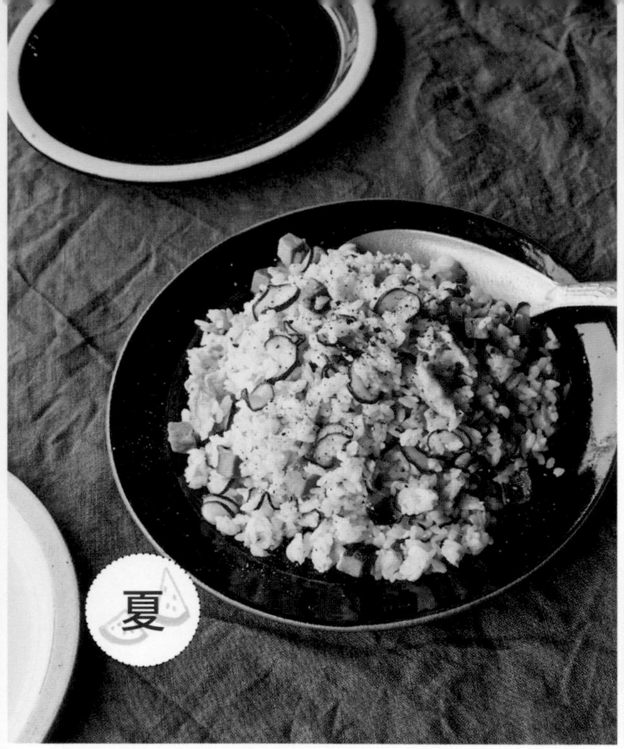

日式小黃瓜炒飯

換成　日本大蔥→不加

加上　小黃瓜・1條（切成薄片，用鹽搓揉並靜置10分鐘後，再把水分瀝乾）
胡蘿蔔・20g（切成碎末）
叉燒・50g（切成1公分小丁）

可能有讀者會對「日式炒飯加小黃瓜」感到驚訝，不過吃起來真的非常鮮脆可口。小黃瓜有清熱降火的效果，請大家用鹽揉揉小黃瓜多多攝取吧。在調理的最後階段放下去快炒才不會失去其口感。

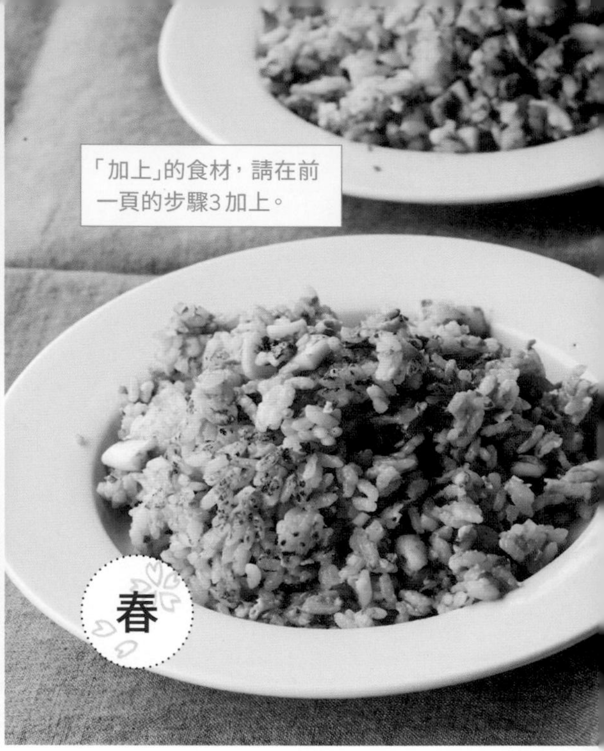

日式花枝水芹炒飯

換成　日本大蔥→水芹菜（切成碎末）
醬油・1小匙→中濃醬・3大匙
鹽・1小匙→少許

加上　花枝・50g
（切成1公分小丁，用太白芝麻油1小匙翻炒後先取出來，最後再重新加進去）

春天是容易心浮氣躁的季節，而有助於造血的花枝正好能使這種狀態安定下來。水芹菜等當季的食材特有的苦味具有排毒效果，可以在調理完成時加進去。有醬味的飯會讓人一口接一口停不下來。

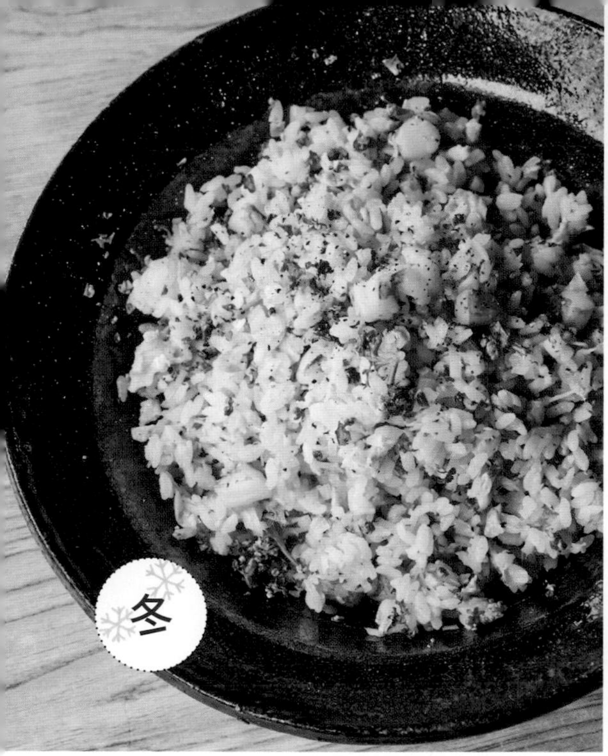

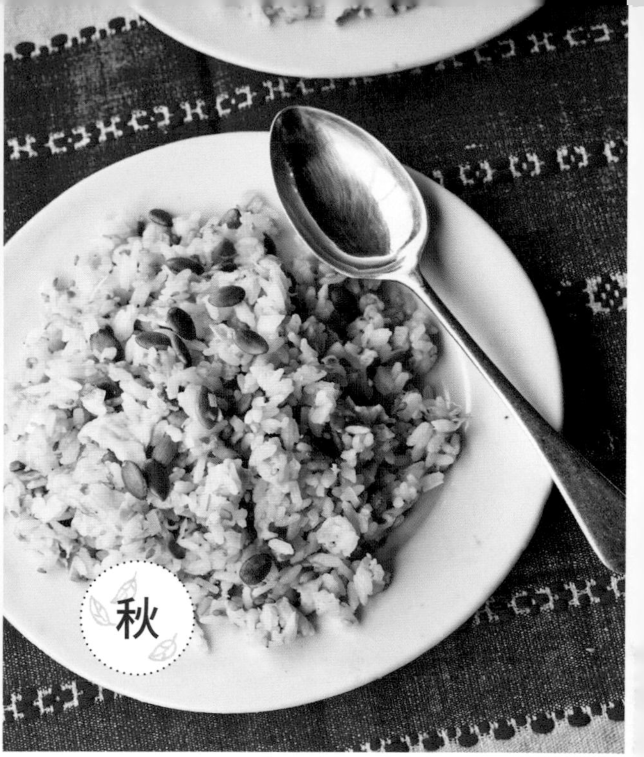

日式巴西里鮮蝦炒飯

換成　醬油→蠔油

加上　鮮蝦・兩隻50g
（切成1公分寬，再把酒1小匙搓揉進去。用太白芝麻油1小匙炒到七分熟後取出，最後再加回去）
巴西里・適量

蝦子能使身體變暖和，是很適合在冬季食用的食材。另外，蝦子還有養精蓄銳、促進食慾的效果。而香氣濃厚的巴西里則有促進氣血循環的作用。這道色彩繽紛的日式炒飯，將爲陰暗的冬天增色不少。

日式堅果炒飯

加上　花生（切成碎末）
南瓜子
白芝麻
（以上各1大匙，最後再加進去）

種籽類是滋潤乾渴身體的優秀食材。花生有助於造血，南瓜子可以調理水分循環。正值人生秋季，也就是更年期的讀者全年都可以吃這道料理，非常推薦。請依照喜好加入滿滿的堅果吧！

不用特地熬高湯

我開始學習藥膳之前，一直都是用市售的高湯包，因爲在忙到不可開交時還要費心熬高湯實在太麻煩了，有那種時間我寧可用來多煮一道菜。我很不喜歡「熬高湯是一種愛，連熬高湯的工夫都省掉的料理不夠有愛」的說法。對於非得用這種方式來展現愛，我感到非常荒唐。

不過，自從我開始學習藥膳，熬高湯對我來說更容易了！打從我有了這個新發現後，熬高湯便成了生活的一部分。「爲了得到別人肯定才熬高湯根本是鬼話！我就只是想開心享用好吃又健康的美食！就只是這樣而已！既然家裡不是開高檔日式餐廳的，就不要一號湯、二號湯的搞得太複雜，只要用簡單好處理，能落實在平日生活中的高湯即可！」這麼一想心情便輕鬆了許多，舌頭也越來越適應那種口感。現在，我無論身心都被這些風味溫和、自然的高湯治癒了。

我會向大家介紹一些比較簡單，自己平常也在親身實踐的高湯，請大家務必先從「這個我可以」的高湯開始試試看。

只要撒進去就好！

柴魚高湯

不是用柴魚片，而是用柴魚磨成的柴魚粉。如此一來，即使不想特地熬高湯，也可以直接用在味噌湯或各式各樣的料理當中。

只要用微波爐熱一下就好！

柴魚高湯（2）

只要在耐熱的水壺或茶壺中加入柴魚片和水，用微波爐熱一下就好。要是有剩，就連茶壺一起冷藏保存。碰到食譜上寫「較濃」的高湯時，最好用比平時多一倍的分量，泡得濃一點。請大家配合料理看狀況分別使用。

只要放進去就好！

蔬菜高湯

將白蘿蔔、胡蘿蔔皮、玉米芯和高麗菜芯等「蔬菜殘渣」丟進保鮮袋中，放入冷凍庫。等到袋子裝滿了，就用水把蔬菜煮軟，熬出精華。蔬菜會隨季節而有不同，大家可以透過蔬菜高湯的各種風味嚐到一年四季的轉變。

只要泡著就好！

和風高湯

晚上先將一片昆布（5公分大小的正方形）和兩朵乾香菇丟進水壺裡，再加500ml的水，放冰箱靜置一晚，隔天早上美味高湯就完成了。用來泡出高湯的昆布和乾香菇，可以切碎拿來當味噌湯或炒菜用的料。

只要用雞翅就好！

鮮雞高湯

講到鮮雞高湯，向來給人要用雞骨熬煮的印象，但平常要取得雞骨似乎稍嫌大費周章。不過，使用超市賣的平價雞翅和棒棒腿來熬煮就簡單多了。先將雞肉和切好的日本大蔥或生薑碎屑一起下鍋，用水熬煮出精華。用小火熬煮大約20分鐘，煮到肉質軟嫩爲止。此時雞骨會散發出香味。像這樣有空時先熬好的鮮雞高湯，可以分批放入保鮮袋或寶特瓶裡冷凍保存。用來熬高湯剩下的肉，可以直接冷凍起來，並在忙碌的日子將其當成已經備好的料來使用，可以做成甜辣風味炒雞或直接加進咖哩中，一舉兩得。

請留意「陰陽」

藥膳的目的就是讓人保持健康。不過所謂的健康，具體而言是指怎樣的狀態呢？其中一個答案就是「陰陽調和的狀態」。

何謂陰陽？就是開創宇宙萬物相對的兩股氣，就和太陽與月亮、天與地一樣，萬事萬物都能用陰、陽這兩種元素呈現。

以食材而言，能讓身體暖和的屬於陽性，而會讓體溫下降的則是陰性。比方說，只要稍微看過每個季節的食譜就會明白，茄子和苦瓜等夏季時蔬就是陰性食材。夏天充滿陽氣，所以要食用陰性食材調降體溫；冬

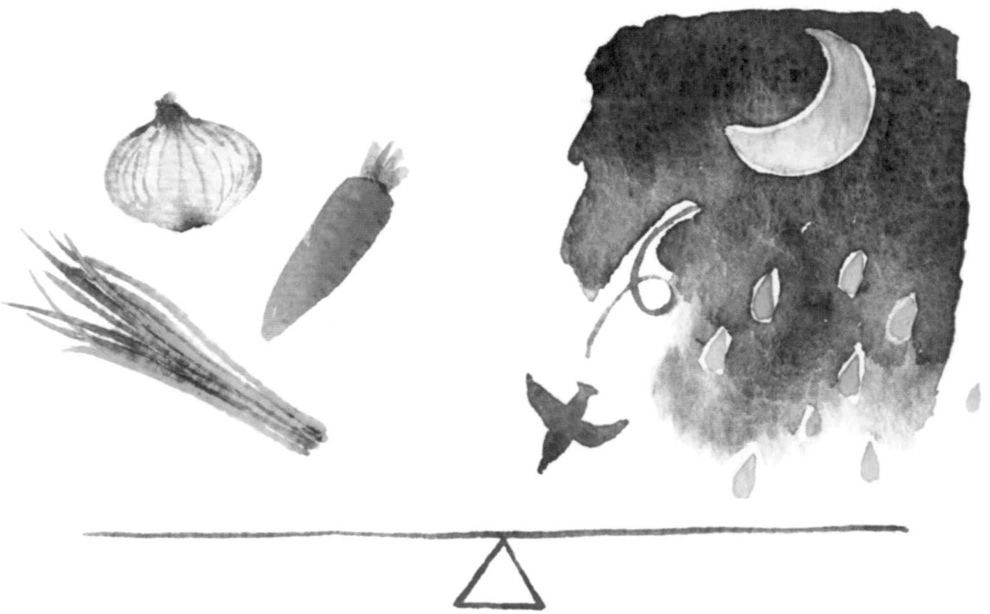

天陰氣旺盛，則要用陽性食材調升體溫，這是一種試圖與自然調和的作戰。

除了季節，如果能將自己當下的身體狀況也納入考量，選用不同屬性的食材，就能調整至更爲均衡的狀態。舉例來說，在心浮氣躁、情緒亢奮的日子，由於陽氣旺盛，所以要攝取陰性食材，像這樣控制就行了。

身與心，自然與身體內部全都協調順暢，這就叫健康，是我們應該達成的理想狀態。而藥膳就是爲了讓體內保持平衡狀態，「將不足的補上」、「把過多的除去」的飲食養生法。

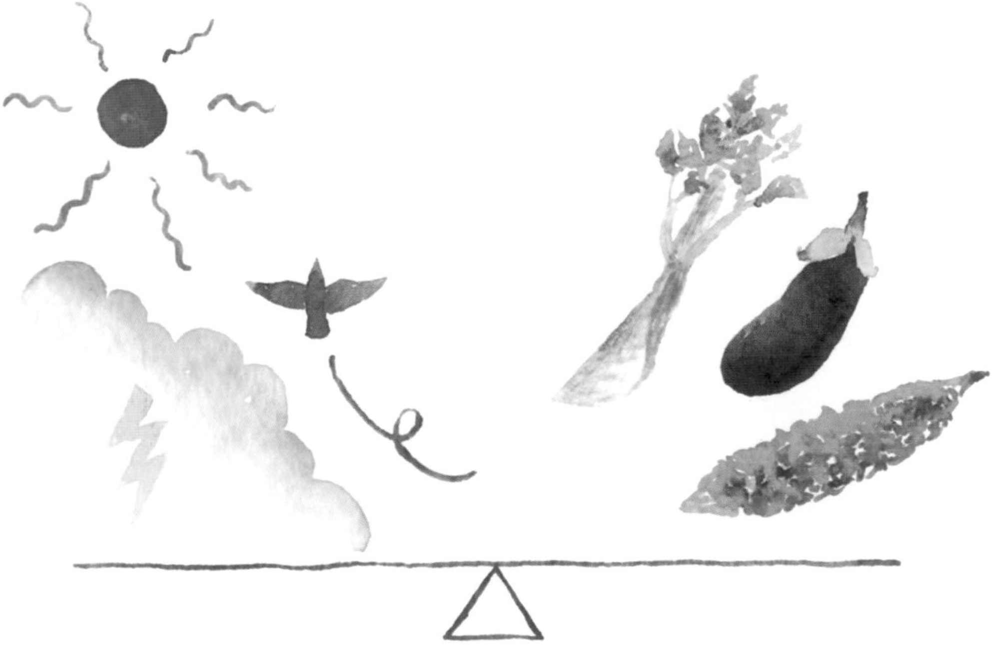

食材圖鑑

藥膳會從各式觀點將食物具備的功效加以分類，而最基本的分類，是以「寒熱」來分類。

會讓身體增溫的食材稱爲「溫性」或「熱性」；讓身體降溫的食材則稱爲「涼性」或「寒性」，既不會增溫也不會降溫的中性食材則稱爲「平性」。

在米等主食類、根莖類、大部分的魚或肉等大家平常食用的食材當中，數量最多的是平性食材。因此，以平性的食物爲主，再均衡地加入溫性與熱性，或是寒性與涼性的食物，乃是日常飲食的基本法則。

請各位以這種法則，自行看狀況適度調整，在天氣炎熱的日子（季節）、發燒還有覺得發熱時，可以多加些涼性或寒性的食材；而在寒冷的日子（季節）則是多用點溫性或熱性的食材。

在這裡，我將介紹平性以外的食材，請務必配合季節和身體狀況選用。

◎蔬菜

會降溫〈陰性〉

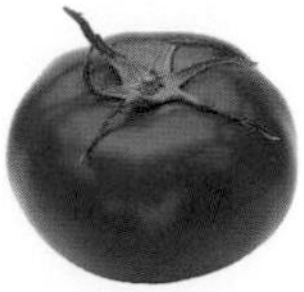

●番茄

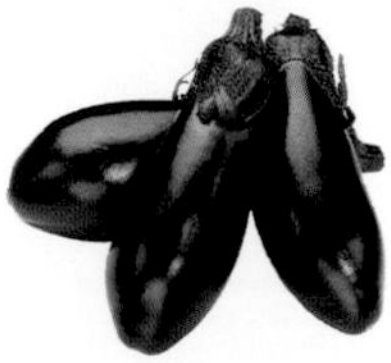

●茄子

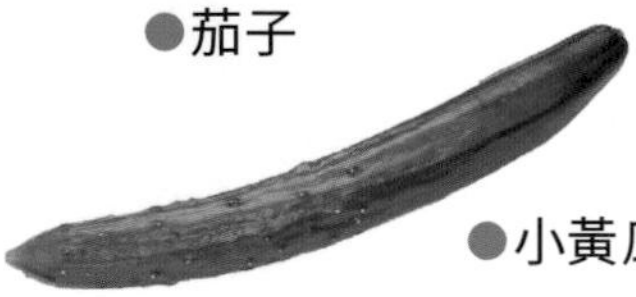

●小黃瓜

可保暖〈陽性〉

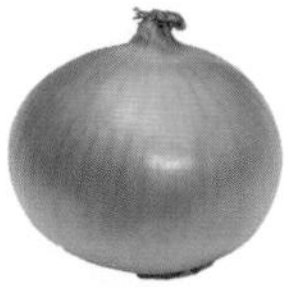

●洋蔥

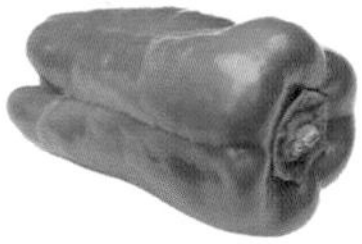

●青椒

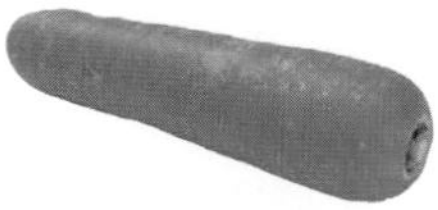

●胡蘿蔔

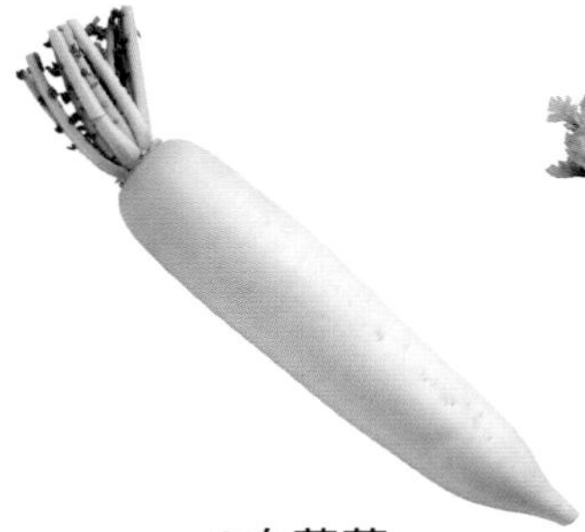

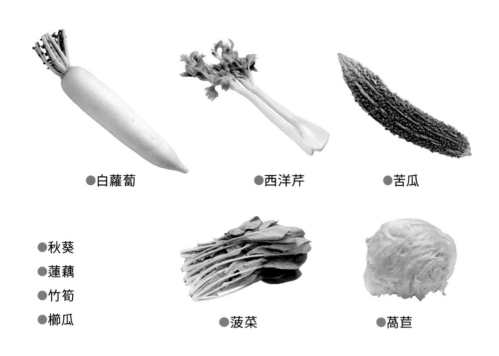

●白蘿蔔

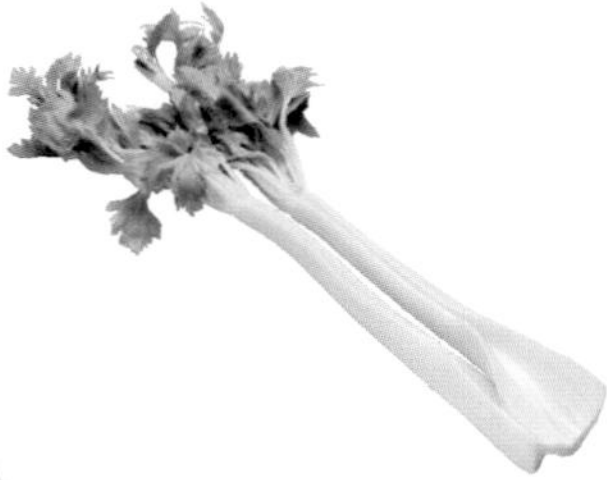

●西洋芹

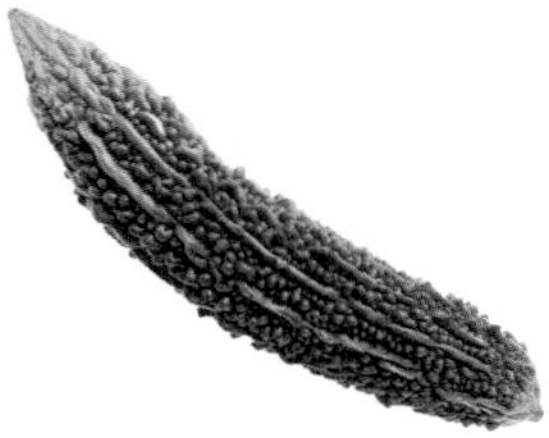

●苦瓜

●秋葵

●蓮藕

●竹筍

●櫛瓜

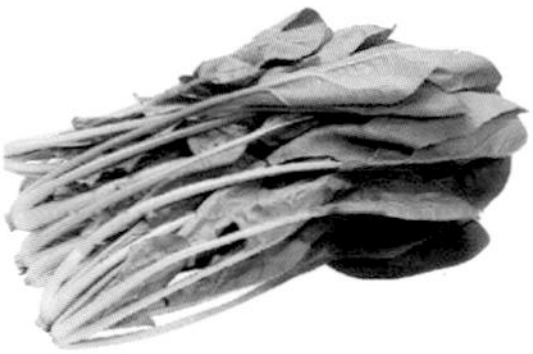

●菠菜

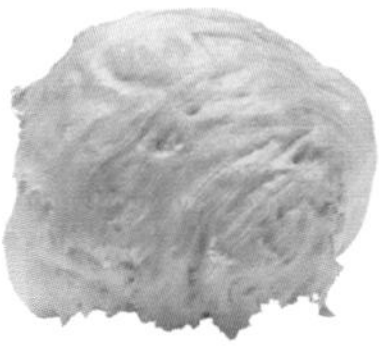

●萵苣

●小松菜

●香菜

●鴨兒芹

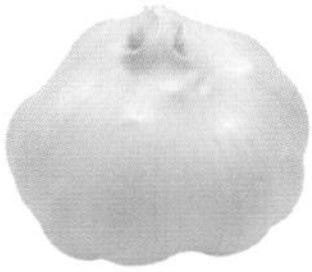

●大蒜

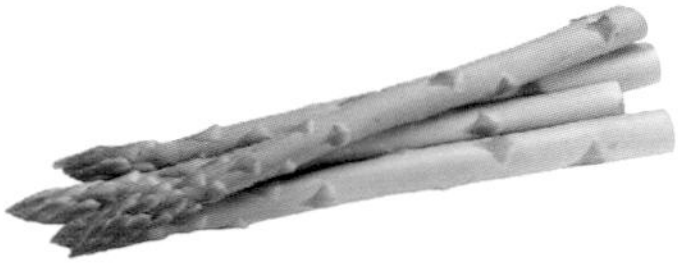

●蘆筍

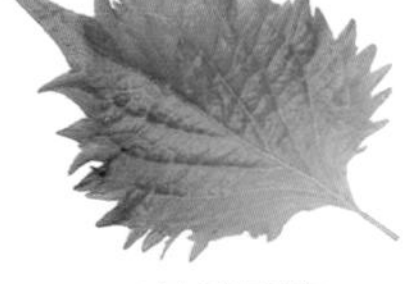

●青紫蘇

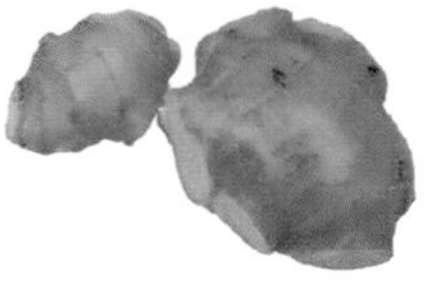

●生薑

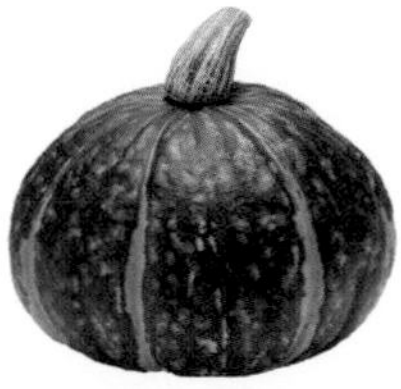

●南瓜

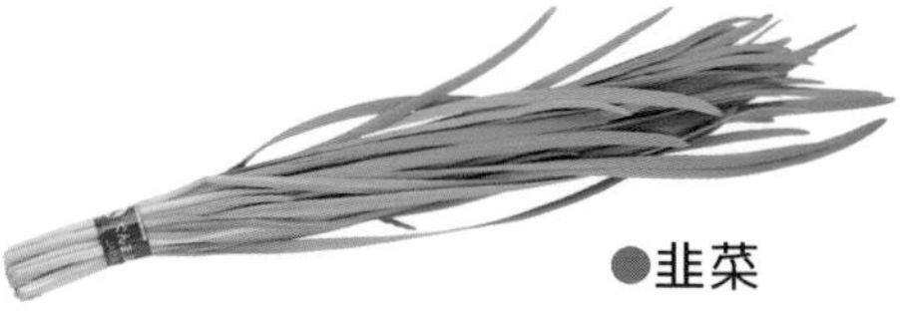

●韭菜

◎其他食材

會降溫〈陰性〉

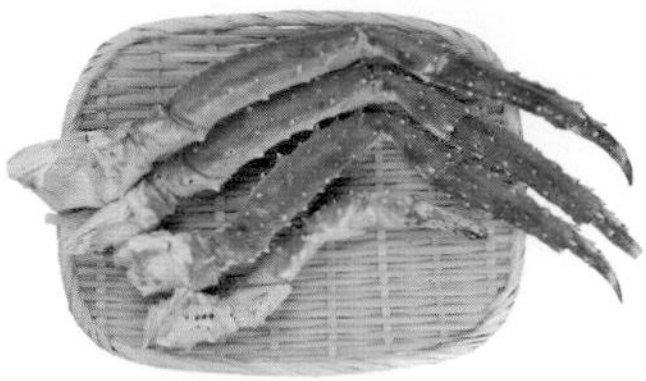

●螃蟹

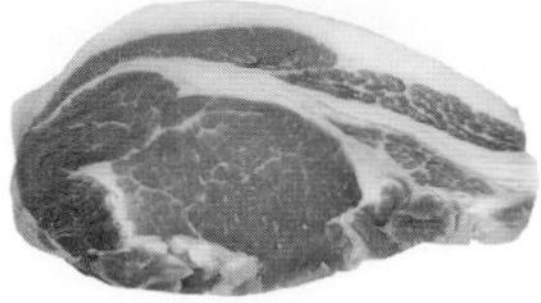

●肥豬肉

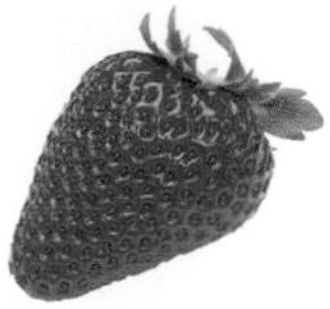

●草莓

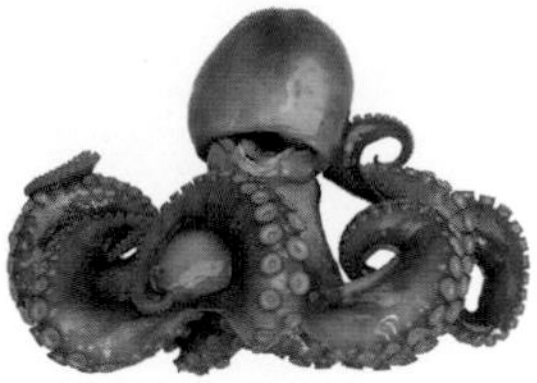

●章魚

可保暖〈陽性〉

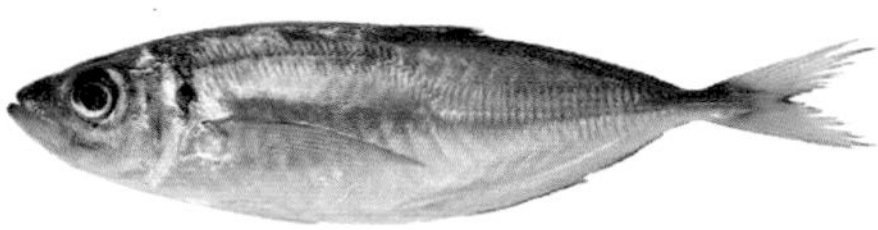

●竹筴魚

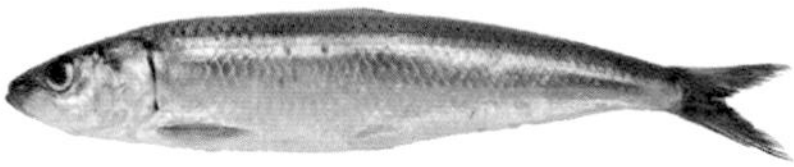

●沙丁魚

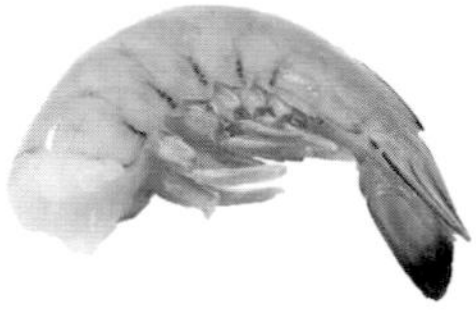

●蝦子

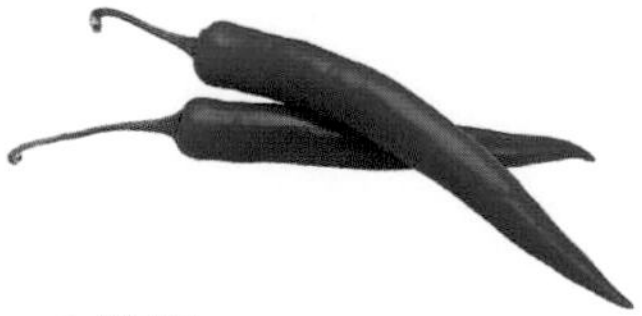

●辣椒

●馬肉
●海瓜子
●蛤蜊
●蜆仔
●蒟蒻
●白芝麻
●蕎麥
●薏仁
●小麥
●薄荷
●綠茶
●綠豆冬粉
●柿子

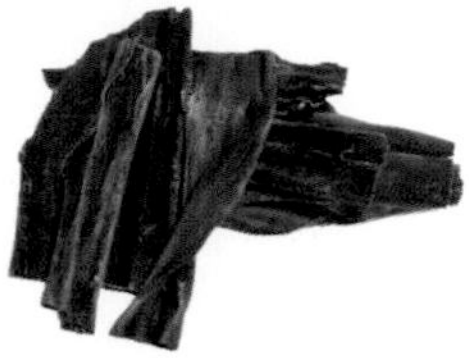

●昆布

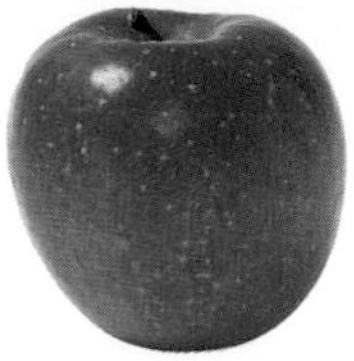

●蘋果

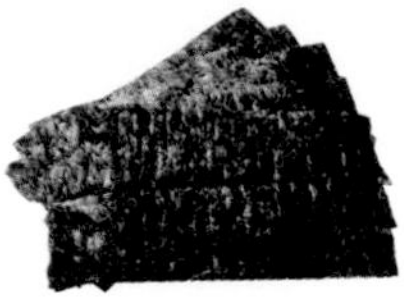

●海苔

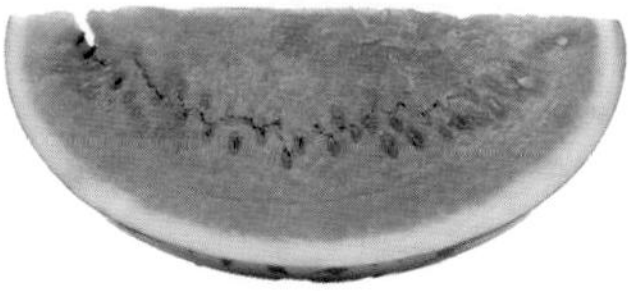

●西瓜

●小羊肉
●雞肝
●鰻魚
●胡桃
●茉莉花
●薤（又名蕗蕎或蕎頭）
●胡椒
●醋
●黑糖
●紅茶
●普洱茶
●糯米
●棗子

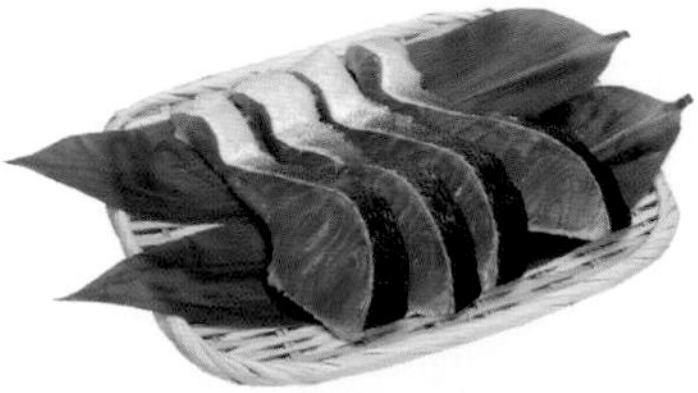

●鮭魚

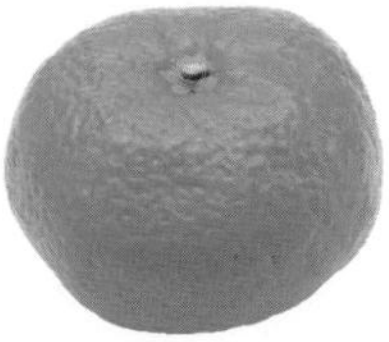

●橘子

請留意「五色」

第一次學做藥膳時，我建議大家要留意顏色。食材的顏色各有其不同的意義，與身體的各項功能息息相關。

比如萵苣和菠菜等綠色食材可以抑熱和消除煩躁；牛肉和番茄等紅色食材則有補血、改善血液循環的功效。

首先，請大家注意要在膳食中加進綠、紅、黃、白、黑這五種顏色。不用想得太過複雜，「覺得少了點黑色」時在料理中撒上海苔，「想要多一點白色」時就撒上白芝麻，像這樣子就夠了。

只要每天身體力行，日常的飲食自然而然會變得色彩均衡。藥膳的理論深奧又有趣，一開始不用想得太複雜。就從能力範圍慢慢實踐吧。

左圖是依照顏色分類的食材一覽表。讓每天的飲食更加多采多姿，就等於是在爲生命力加值。

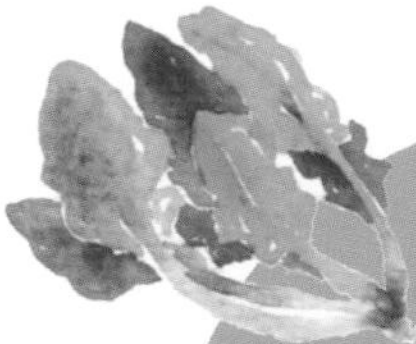

紅

【功能】補血、改善血液循環。帶來健康與活力。

【食材】番茄、胡蘿蔔、柴魚、鮪魚、牛肉、肝臟、葡萄、草莓、紅椒、紅酒等。

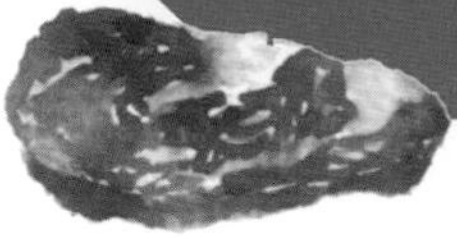

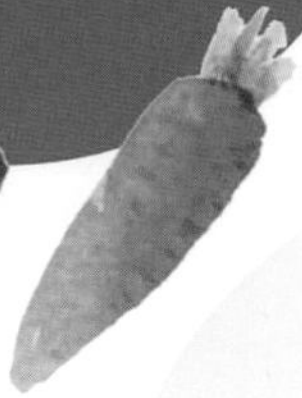

綠

【功能】降火氣，抑制心浮氣躁及心情亢奮。

【食材】萵苣、鴨兒芹、菠菜、西洋芹、油菜花、綠花椰菜、蘆筍、山茼蒿、水芹菜等。

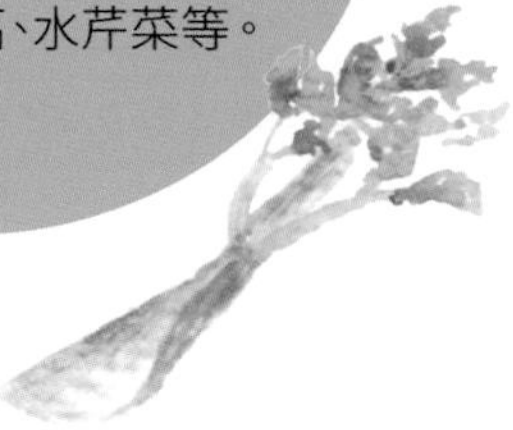

黃

【功能】整腸健胃。

【食材】馬鈴薯、南瓜、鳳梨、玉米、酪梨、生薑等。

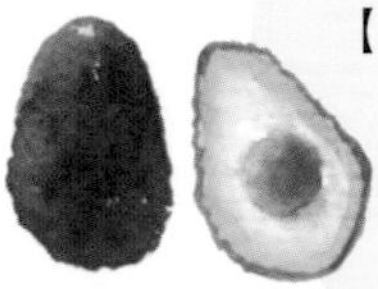

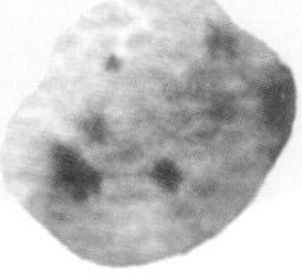

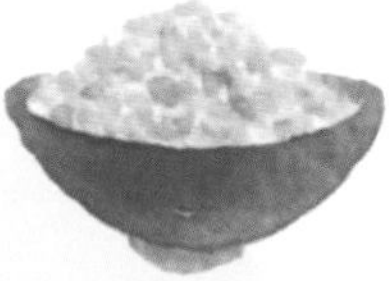

黑

【功能】抗老化、滋養強壯 。

【功能】海帶芽、羊栖菜、昆布、海苔、黑木耳、香菇、黑豆、黑芝麻、海瓜子等。

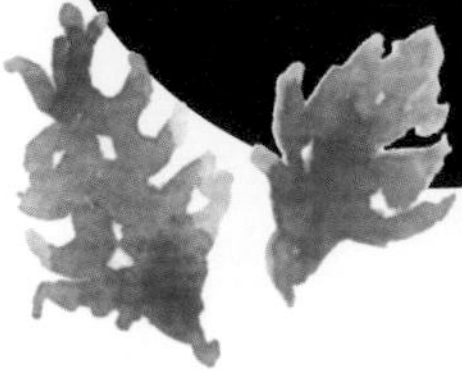

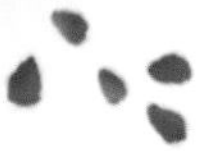

白

【功能】滋潤肌膚和呼吸器官。

【食材】白米、麵包、烏龍麵、豆腐、牛奶、蓮藕、大頭菜、白菜、白蘿蔔、洋蔥、白木耳、白芝麻等。

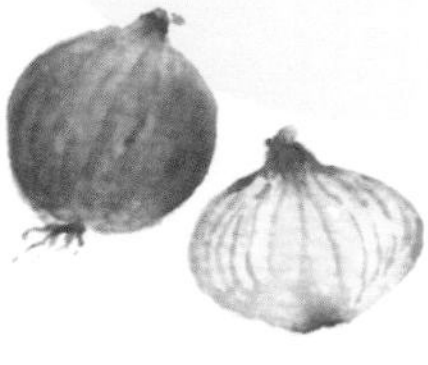

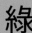

請留意現在的體質

夏天是令人感到暑熱的季節，然而就算天氣炎熱，也不代表無論是誰都應該攝取降體溫的食物。

舉例來說，體質偏冷的人、由於身體不適而身體發冷的人，以及冷氣開太強等環境因素導致體溫過低的人，就算在暑氣逼人的夏天，也最好還是別讓身體涼過頭。因此，在季節這個前提下，能夠察覺自己的體質與身體狀況也是非常重要的。

請各位參考接下來的檢查表，檢查自己是偏哪種體質，又該吃什麼才好。

良好體質

- ☐ 臉色微紅
- ☐ 有精神
- ☐ 頭髮和肌膚有光澤
- ☐ 幾乎不生病
- ☐ 有食慾
- ☐ 睡得好
- ☐ 排便、排尿順暢

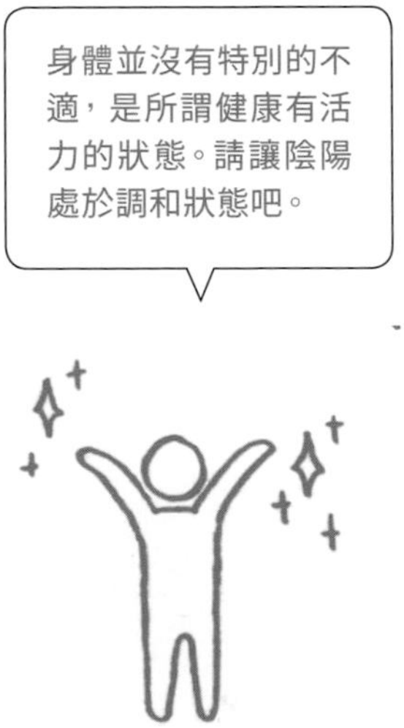
身體並沒有特別的不適，是所謂健康有活力的狀態。請讓陰陽處於調和狀態吧。

滋潤不足體質

- □ 臉頰發紅
- □ 有上火、發熱症狀
- □ 嘴巴、眼睛或肌膚乾燥
- □ 愛吃冰冷食物
- □ 手掌和腳底有灼熱感
- □ 難以入睡
- □ 夜間盜汗
- □ 糞便偏硬

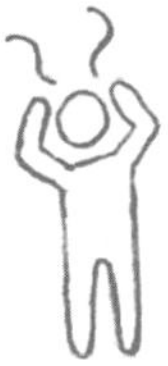

對身體有益的所有水分，也就是「津」不足的狀態。這種狀態就如同沒有散熱器的車子一樣容易過熱。請攝取能滋潤身體兼降體溫的食材。

大大推薦這些食材

白芝麻、乳製品、牡蠣、帆立貝、雞蛋、豬肉、豆腐、番茄、香瓜等。

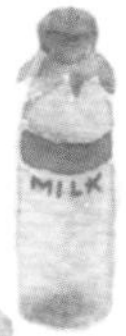

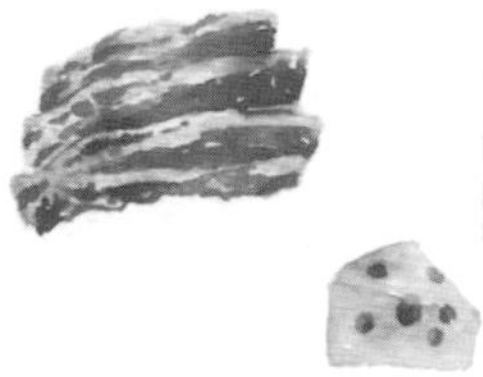

體力不足體質

- □ 臉色蒼白
- □ 容易疲勞
- □ 容易感冒
- □ 容易覺得喘
- □ 聲如細蚊
- □ 食慾不振
- □ 消化不良
- □ 糞便偏軟、有類似腹瀉的症狀

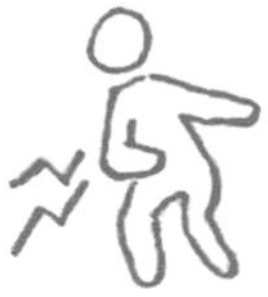

這是生命力不足的狀態，請攝取能為身體打好基礎的食物。要好好攝取主食、根莖類、 魚肉類等平常就會吃的平性食材。

大大推薦這些食材

山藥、馬鈴薯、南瓜、高麗菜、白花椰菜、香菇、牛肉、雞肉、豆類、柴魚、沙丁魚、鯖魚等。

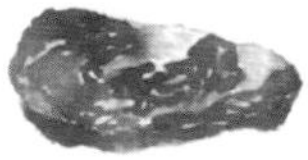

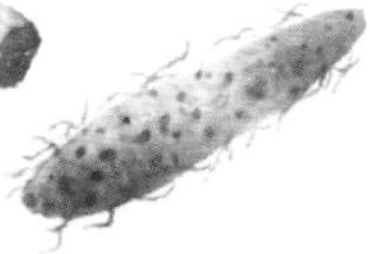

壓力體質

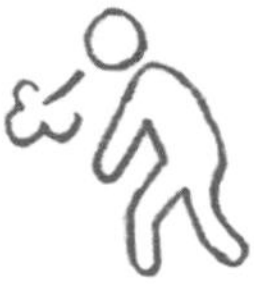

□ 臉色暗沉

□ 時常嘆氣

□ 心浮氣躁

□ 睡不好

□ 會打嗝

□ 胸悶且喉嚨有異物感

□ 腹部有脹氣感

□ 生理期來前乳房脹痛

□ 便祕與腹瀉交替出現

□ 有偏頭痛

藥膳認爲「心情」對身體有很大的影響。請先察覺「感到有壓力」的狀態，並且攝取能夠激勵兼轉換心情的食材，進而停止負面循環，創造正面循環。

大大推薦這些食材

洋蔥、薤、四季豆、蕎麥、柑橘類等。

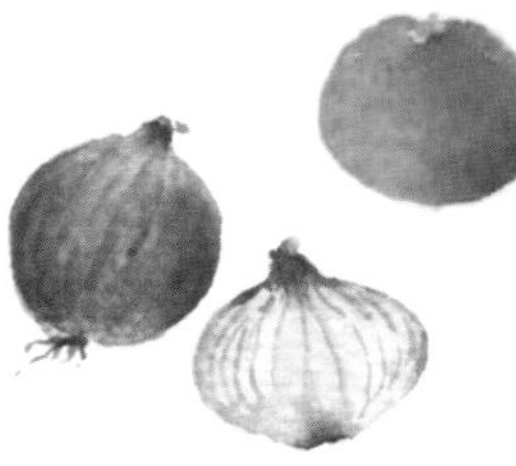

缺血體質

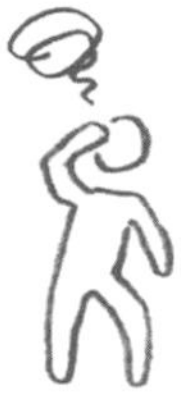

□ 臉色、指甲、嘴唇發白

□ 眼睛和皮膚容易乾燥

□ 會頭暈目眩和起立性眩暈

□ 手腳發麻

□ 容易抽筋

□ 淺眠

□ 經常作夢

□ 視力模糊、眼睛疲勞

□ 不知爲何總覺得不安

□ 生理不順

這是血液本身不夠的狀態，就攝取能帶給造血器官健康活力，人稱「補血類」的食材吧。也請參考解決貧血（P102～）的菜色。

大大推薦這些食材

菠菜、小松菜、胡蘿蔔、花生、花枝、章魚、魁蛤、肝臟、葡萄、荔枝等

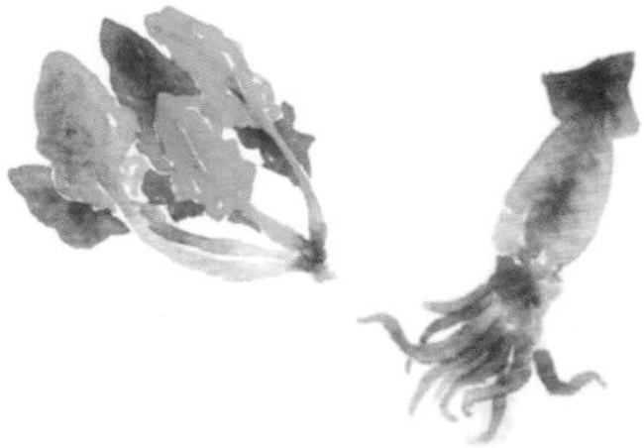

浮腫體質

- □ 臉色發黃
- □ 身體沉重感
- □ 容易水腫
- □ 愛吃油膩的食物或甜食
- □ 胸悶
- □ 口腔有黏膩感

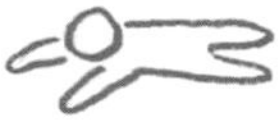

- □ 容易腹瀉
- □ 尿量少
- □ 舌頭邊緣有齒痕

推薦這種體質的人食用能讓全身好的水分順暢循環，並將多餘濕氣排出體外的食材。也推薦各位在水分循環不佳的梅雨季攝取。

大大推薦這些食材

冬瓜、蛤蜊、紅豆、大豆、蠶豆、玉米、李子、櫻桃等。

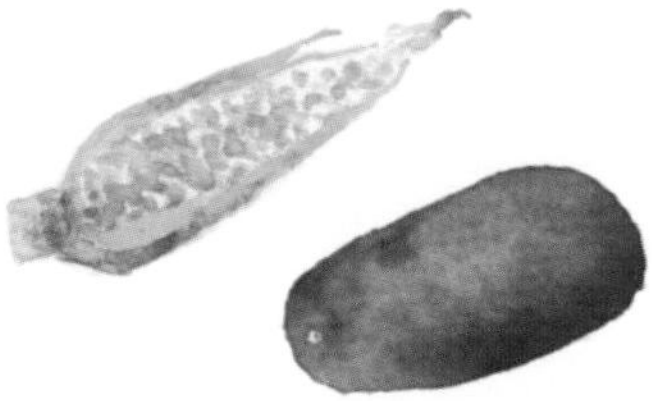

血液循環不良體質

- □ 眼睛下方有黑眼圈
- □ 色斑多

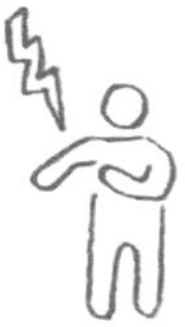

- □ 容易瘀青
- □ 皮膚乾燥
- □ 身體固定部位會疼痛（肩頸痛和神經痛等）
- □ 有嚴重生理痛
- □ 下肢有明顯靜脈曲張
- □ 糞便呈黑色
- □ 舌頭下方的靜脈很明顯

血液循環不良有各種原因，體溫低、寒冷的季節、本身血液不足、體力不夠、壓力等都可能是原因，請大家將其他體質一併納入參考。

大大推薦這些食材

青江菜、茄子、蓮藕、慈菇、醋、黑木耳等。

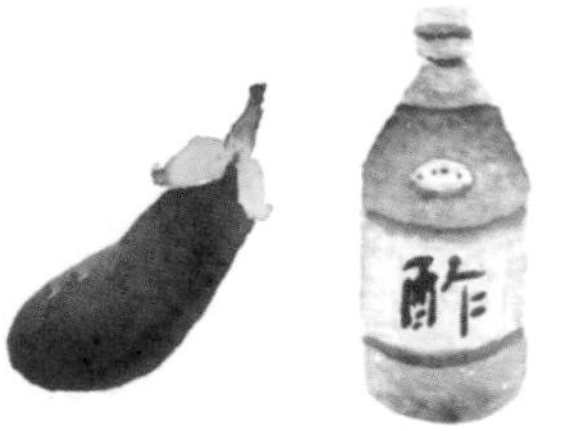

以目的分類

補充生命力的單品料理

在接下來幾頁，我會向大家介紹四季皆可攝取，以各種不適分類的食譜。

我盡可能集結了簡單且有助於調整體內平衡的食譜。

重要的是要和自己的身體對話。

人只要一忙或是煩惱一多，就會在不知不覺間忘了要好好愛自己。

這時，就要用食物好好善待自己。

這樣的瞬間會爲你補充生命力。

就算只是喝個茶，身體也會給你回報。

當你重要的親朋好友身體不適時，也很推薦這些食譜。

大和芋味噌湯

【材料】2人份

大和芋（日本山藥）・150g
Ⓐ 太白粉・1大匙
鹽・1小撮

高湯・400ml
味噌・適量
奶油・10g
日本大蔥（切成碎末）・適量

【作法】

1 將**大和芋**磨成泥，加進Ⓐ後仔細混勻。

2 將**高湯**倒入鍋子裡用中火煮開，再用湯匙將1加進鍋子裡。

3 **大和芋**煮熟浮起來時，把**味噌**溶進去。將味噌湯盛入容器中，加入**奶油**和**日本大蔥**。

山芋類加熱後，生命力就會增加

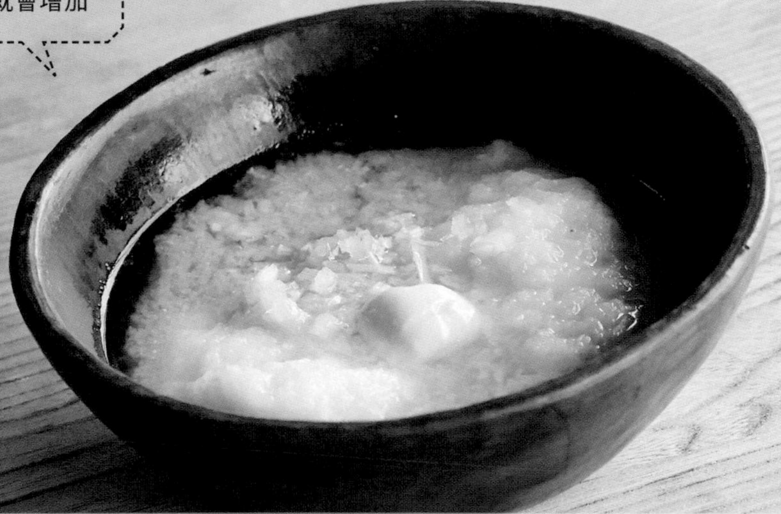

不論是什麼品種，山芋類都是能補充生命力的代表食材。古時把曬乾的山芋稱爲山藥，具有可當成漢方藥使用的效果，甚至與藥用胡蘿蔔一起被稱爲「雙強」。山芋類只要經過加熱，補充生命力的功效就會大增，特別推薦大家煮成熱湯。在疲累不堪的日子，就算不加太白粉也可以。由於山芋類質地柔軟，馬上就能磨成泥，是即使在備感疲勞的日子，也很容易完成的一道湯品。

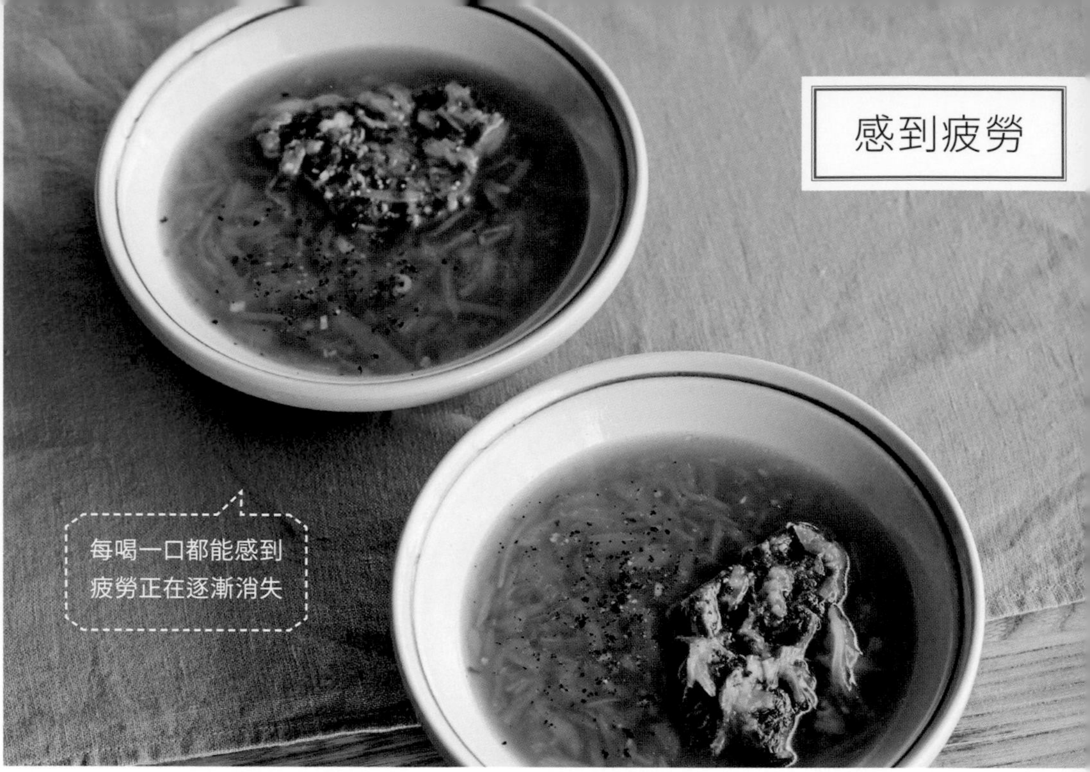
感到疲勞
每喝一口都能感到
疲勞正在逐漸消失

牛筋湯

【材料】2人份　使用壓力鍋

牛筋・150g
洋蔥・1/2顆（100g）
Ⓐ 芝麻油・1大匙
　生薑（切成碎末）・1片
　大蒜（切成碎末）・1瓣
酒・100ml
高湯・400ml
醬油・1大匙

牛肉有非常強大的滋養補身效果。由於牛筋已經充分熬煮過，飲用這道湯可以攝取到大量具有滋潤效果的膠原蛋白。爲了方便疲憊的身體消化，請煮到爛熟。

【作法】

1 將**牛筋**切成一口大小後撒上**鹽**（適量）。將**洋蔥**切成薄片。

2 把Ⓐ倒入壓力鍋後開中火煮，飄出香味後加入**牛筋**，直到煎出焦痕爲止。倒**酒**進去煮至沸騰，再加入**高湯**煮開，並撈掉湯渣。

3 加入**洋蔥**後蓋上壓力鍋蓋加壓20分鐘。靜置到冷卻爲止。打開鍋蓋後再開中火，並舀掉浮起的湯渣和油脂。

4 加入**醬油**並用**鹽**（適量）調味，再撒上**黑胡椒**（適量）。

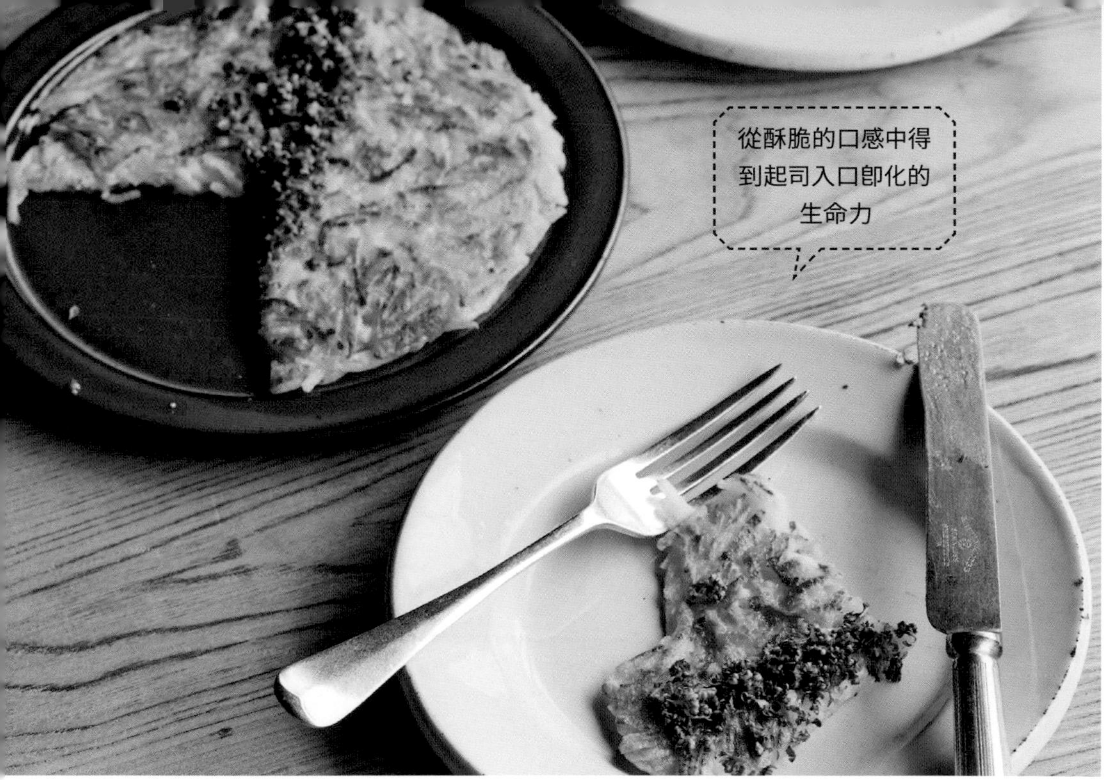

山藥起司法式烘餅

【材料】2 人份

山藥・1/3根（200g）
Ⓐ 麵粉・2大匙
醬油・1小匙
鹽・2撮
橄欖油・2小匙
奶油・5g
液態起司・20g
巴西里（切成碎末）・適量

比較常被拿來做法式烘餅的是馬鈴薯，不過這裡是用能強效補充生命力的山藥，一旦做成法式烘餅就能吃到許多山藥。此外，還加了帶有潤澤效果的起司，可以調理疲憊的身體。

【作法】

1 先將**山藥**切絲後與Ⓐ混合。

2 把**橄欖油**和**奶油**倒入平底鍋，開中火偏小熱鍋，將一半分量的 1 倒入鍋裡攤開。加入**液態起司**後，再將剩餘的 1 倒入鍋中，攤開覆蓋在上層。

3 烘烤大概5分鐘，再翻面烘烤3～4分鐘，直到整體變得酥脆。最後再撒上**巴西里**。

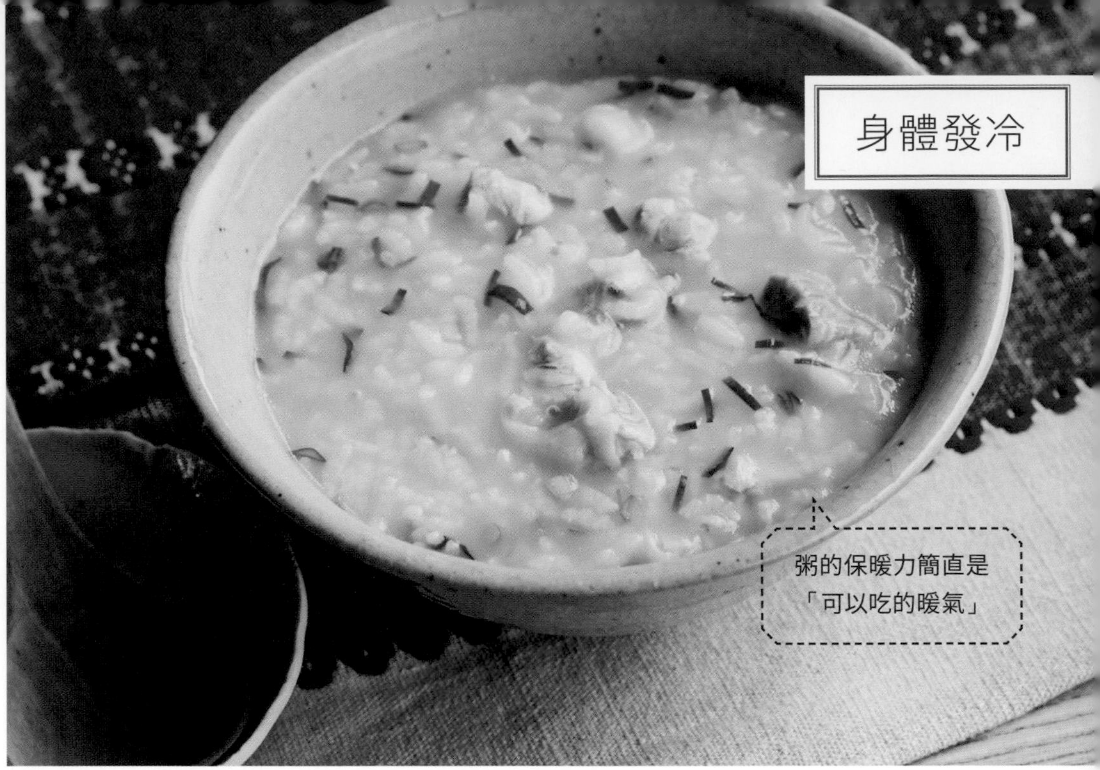

雞肉韭菜粥

【材料】方便製作的分量

米・75g（或量米杯的90ml）
雞腿肉・50g
太白芝麻油・2小匙
雞骨湯・900ml
韭菜・15g

肉類當中，雞肉保暖身體的效果較佳。只要再多加些能夠暖身的韭菜，吃完時就連腳趾頭都會變得暖呼呼。不只適用於寒冬，對於總是手腳冰冷的人來說，這道粥的溫熱也會一點一滴遍布全身。

【作法】

1 將**米**稍微洗過後撈起來靜置30分鐘。把**雞肉**切成1公分大小的正方形。

2 將**油**和**米**下鍋開小火，炒到米的邊緣略呈透明爲止。倒入**雞骨湯**、加入**雞肉**，好好熬煮約50分鐘～1小時。

3 將**韭菜**切成碎末後，加進粥裡煮沸，最後加**鹽**（適量）調味。

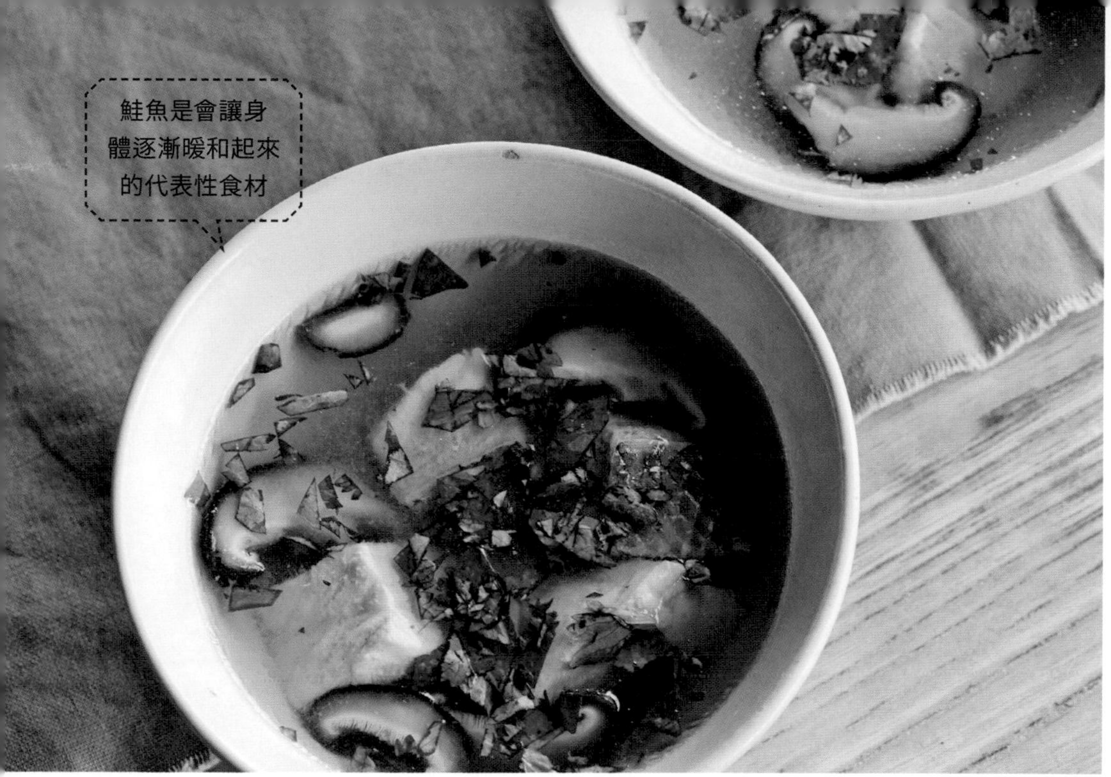

鮭魚香菜湯

【材料】2人份

乾香菇・1朵（用50ml的水泡開）
生鮭魚・1片
雞骨湯・350ml
醬油・1小匙
香菜（粗碎末）・適量

鮭魚能夠有效地讓身體暖和起來，並且有助於調理消化功能。香菜也具有保暖的強大功效，愛吃香菜的人可以盡情地吃。

【作法】

1 **乾香菇**加水泡開後切成薄片。**鮭魚**去骨後切成一口大小。

2 把**雞骨湯**倒進鍋裡開中火煮沸後，將**鮭魚**和**香菇**連同**泡香菇的高湯**一併加進去，煮到熟爲止。

3 倒入**醬油**、加**鹽**（適量）調味，再撒上**香菜**。

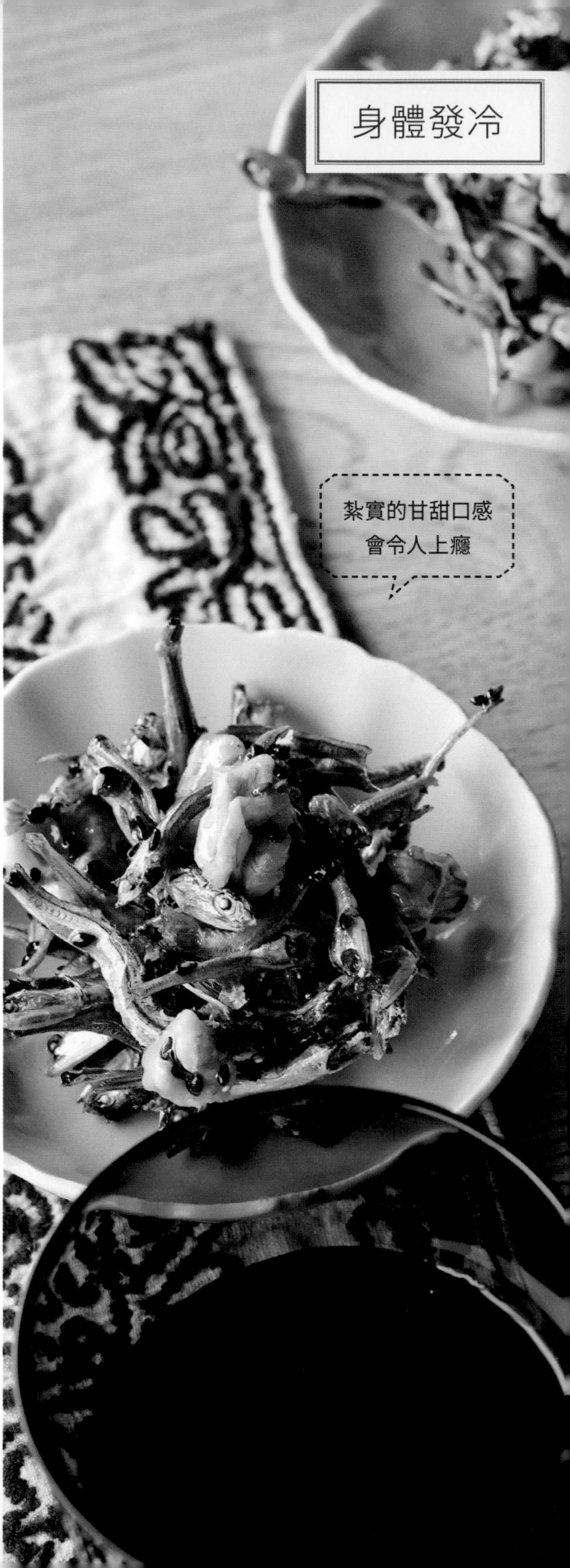

胡桃沙丁魚乾

【材料】方便製作的分量

胡桃・50g
沙丁魚乾・50g
Ⓐ 砂糖・3大匙
醬油・2大匙
味醂・2大匙
水・2大匙
炒黑芝麻・1大匙

【作法】

1 將**胡桃**粗略碾碎。用平底鍋炒**胡桃**和**沙丁魚乾**後先起鍋。

2 將Ⓐ加進平底鍋用中火加熱，起泡時加入1並均勻地裹上Ⓐ。

3 撒上**黑芝麻**後，攤在烘焙紙上放涼。

隨著年紀增長，人的「先天精力」會逐漸減少，體內的暖爐也會跟著變弱。這種時候推薦大家食用能加強「腎」功能的黑芝麻和胡桃。這道料理我會一次做很多，當成茶點固定食用。此外，冷凍保存能夠放比較久。

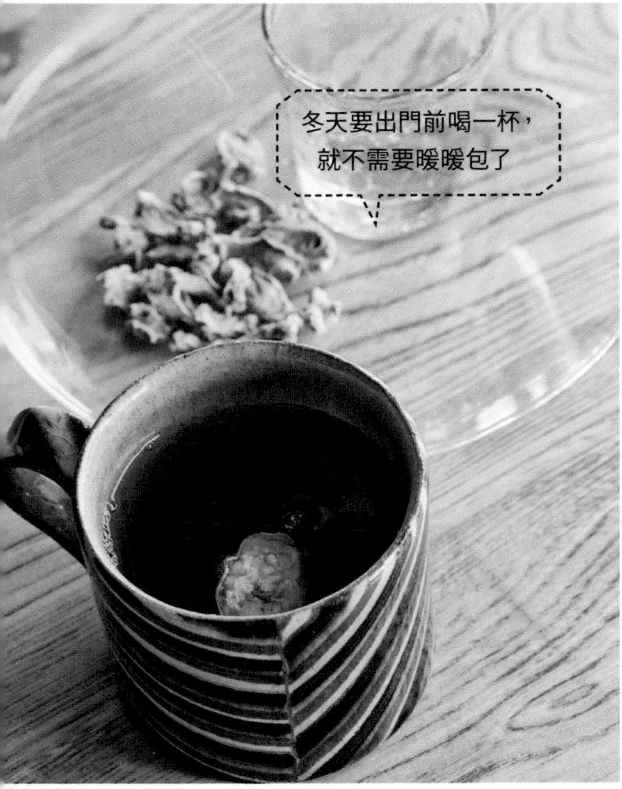

蒸生薑紅茶

【材料】

生薑・適量
紅茶葉・適量

【作法】

1 將帶皮的**生薑**切成薄片，以冒出熱氣的電鍋蒸3分鐘。用篩網撈起後在太陽底下曬到乾爽。可連同乾燥劑一起放入能密封的容器保存。

2 將想要的**蒸生薑**分量和**茶葉**一起放進茶壺內，倒入熱水。可以依照喜好加入**蜂蜜**。

用蒸生薑爲身體核心植入「暖氣」

儘管生薑保護身體表面的效果很強大，還是要確實蒸熟才能加強暖胃溫腸的功效。

蒸熟曬過的生薑也是一種被稱爲「乾薑」的漢方藥，除了寒冬，也建議一年到頭都手腳冰冷的人盡量每天食用蒸生薑，讓自己從身體核心散發溫熱。

此外，覺得「還要特地蒸過後再曬太陽很麻煩」的人，也可以用微波爐加熱。

在晴朗的早上將生薑薄片用微波爐加熱2~3分鐘後放在篩網上，擺在照得到太陽的窗邊，僅僅一天就大功告成；也可以把篩網擺在空調前靜置一段時間。

完全曬乾後放入裝了乾燥劑的瓶子保存，就有大約一年的時間可以享用蒸生薑囉。

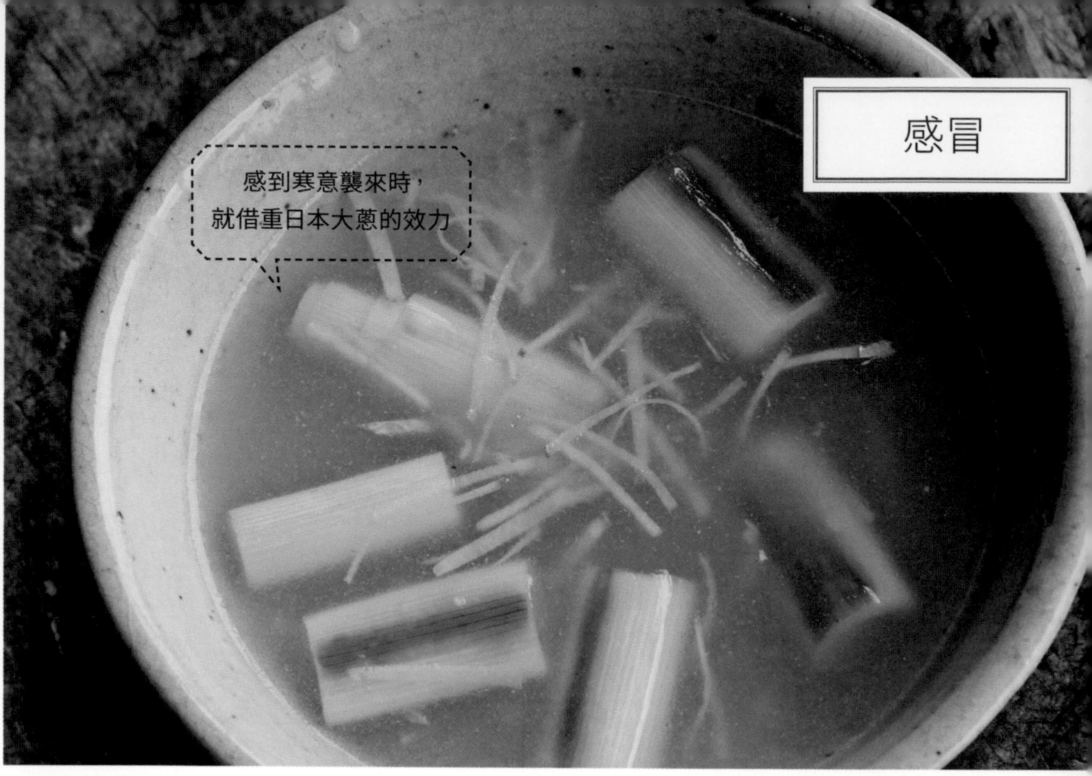

烘烤日本大蔥生薑湯

【材料】2 人份

日本大蔥・1/2根（50g）
生薑・1片
芝麻油・2小匙
雞骨湯・400ml
葛根粉（可以用太白粉代替）
・2小匙（溶在相同分量的水裡）

【作法】

1 **日本大蔥**切成3公分長。**生薑**切成針狀細絲。

2 將**芝麻油**和**日本大蔥**下鍋，開小火後加蓋，烘烤到**日本大蔥**出現焦痕爲止。打開鍋蓋後加入**生薑**稍微炒一炒。

3 倒入**雞骨湯**，稍微煮開後加**鹽**（適量）調味，加入**溶在水裡的葛根粉**勾芡。

日本大蔥、生薑還有青紫蘇是用來對抗感冒的三大食材。在感到寒意襲來的晚上，請務必飲用這道能趕走感冒初期身體發冷的湯品。

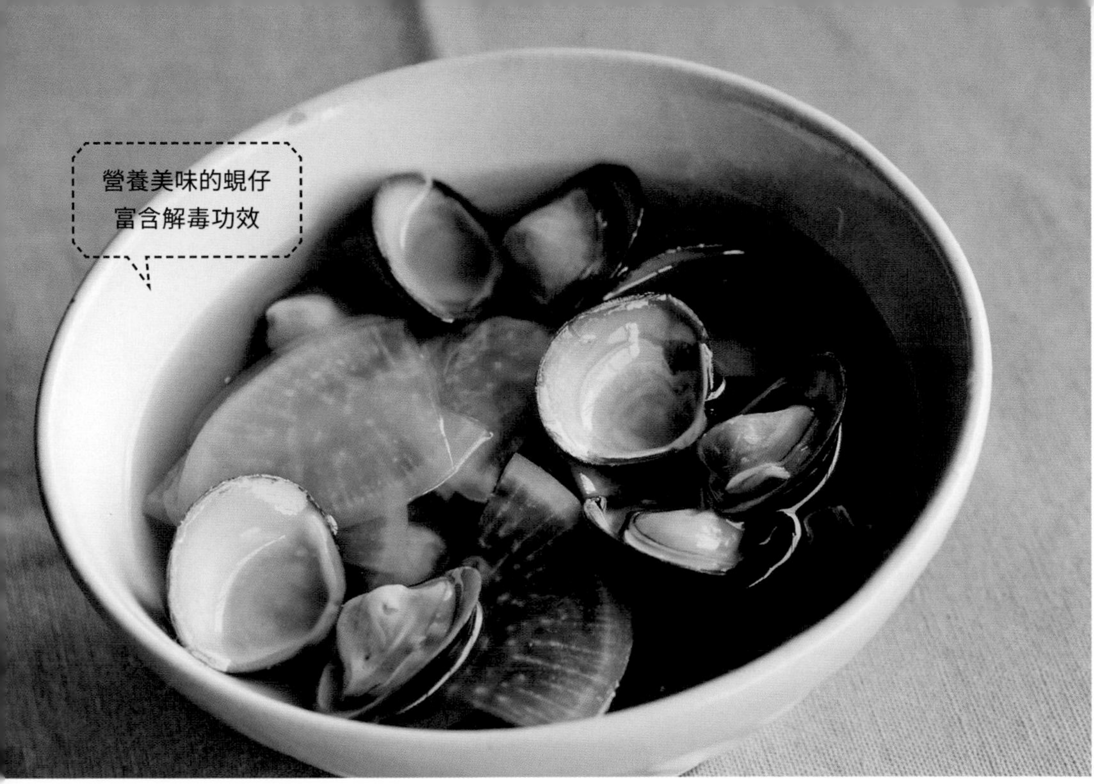

蜆仔白蘿蔔濃湯

【材料】2 人份

蜆仔・300g
白蘿蔔・30g
高湯・400ml
酒・1大匙
葛根粉（可以用太白粉代替）
・2小匙（溶在相同分量的水裡）
薄口醬油・2小匙

【作法】

1 讓**蜆仔**吐沙。**白蘿蔔**切成扇形薄片。

2 將**蜆仔**和**酒**下鍋，開中火後加蓋。**蜆仔**打開後先取出來。接著在鍋中倒入**高湯**，加進**白蘿蔔**煮到變軟爲止。

3 放回**蜆仔**，再倒入**溶在水裡的葛根粉**煮大約 1 分鐘。加入**薄口醬油**，並用**鹽**（適量）調味。

感覺有點發燒時就喝這道湯吧。蜆仔有解毒和退燒的作用，白蘿蔔則有祛痰和調理消化功能的功效。葛根粉可以降體溫趕走感冒，非常推薦大家食用。如果找不到葛根粉，也可以用太白粉代替。

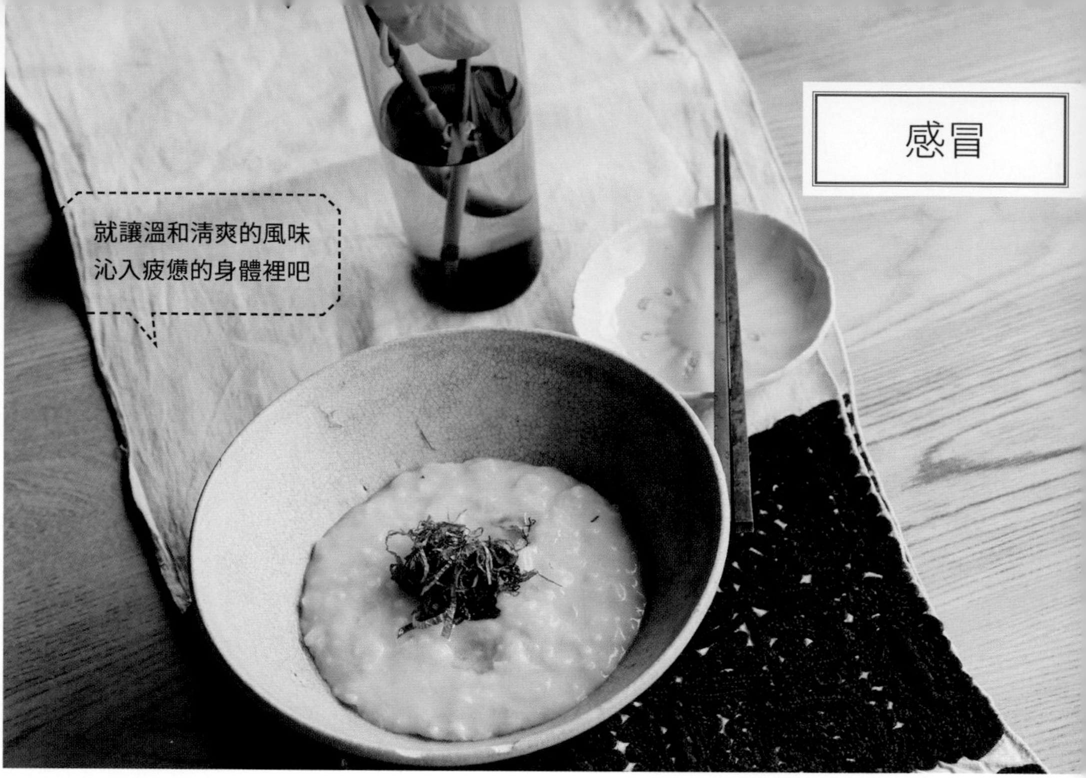
感冒
就讓溫和清爽的風味
沁入疲憊的身體裡吧

青紫蘇雞蛋粥

【材料】方便製作的分量

米・75g（或量米杯的90ml）
青紫蘇・4片
雞蛋・2顆
芝麻油・2小匙
雞骨湯・900ml
醬油・1/2小匙

青紫蘇能趕走感冒，還可以在暖和身體的同時，讓生命力在全身上下循環。因為有促進食慾的效果，「什麼都不想吃，卻不得不進食」時就吃這個吧。另外，雞蛋是好消化的蛋白質來源，還能滋潤身體。

【作法】

1 將**米**稍微洗過後撈起來靜置30分鐘。**青紫蘇**切成極細的絲。先把**蛋**打好。

2 將**芝麻油**和**米**下鍋開小火，炒到米的邊緣略呈透明爲止。倒入**雞骨湯**後熬煮50分鐘～1小時。

3 把打散的**蛋**倒進去後慢慢混合使之溶爲一體，接著關掉爐火。用**醬油**和**鹽**（適量）調味後起鍋盛入食器中，最後放上**青紫蘇**。

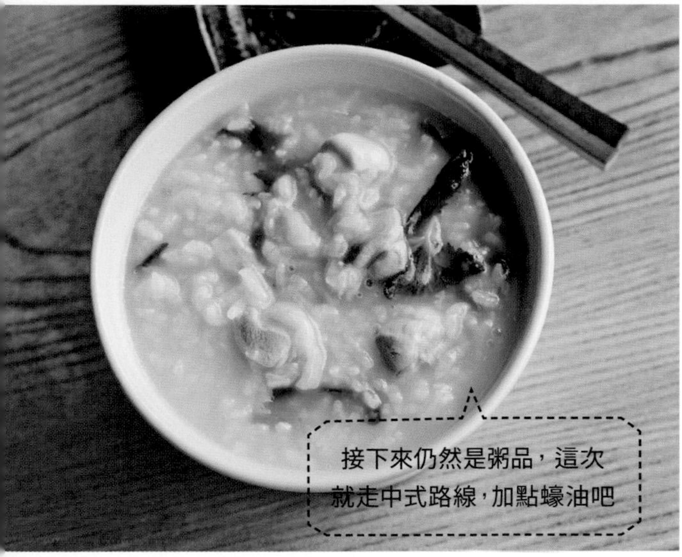
接下來仍然是粥品，這次
就走中式路線，加點蠔油吧

鴨兒芹雞肉粥

【材料】方便製作的分量

米・75g（或量米杯的90ml）
雞腿肉・50g
鴨兒芹・10g
太白芝麻油・2小匙
雞骨湯・900ml
蠔油・1/2小匙

雞肉富含比較好消化的蛋白質，是很推薦在身體不適時選用的食材。鴨兒芹則有袪風寒兼止咳的功效。

【作法】

1 將**米**稍微洗過後撈起來靜置30分鐘。把**鴨兒芹**切成3公分長，**雞肉**切成1公分大小的正方形。

2 把**油**、**米**還有**雞肉**下鍋後開小火，炒到米的邊緣略呈透明爲止。倒入**雞骨湯**後熬煮50分鐘～1小時。

3 加**蠔油**後用**鹽**（適量）調味，接著加入**鴨兒芹**稍微混合。

粥是身體狀況不穩定時的明智選項

「粥不是生病的人在吃的嗎？」想必很多人有這種觀念吧，其實粥在日常生活中算是主角級的藥膳。

固體食物一進到胃裡，人體就會把能量用來消化。如果吃的是好消化的粥，身體就能專注進行滋補調養。順道一提，也可以配合身體狀況與季節選擇食材或配料來熬粥。

不光是在生病時，爲了整腸健胃，請積極地攝取各式粥品。雖然也可以用電飯鍋一次煮起來冷凍保存，不過還是用砂鍋慢慢熬煮更具風味。請在能力範圍內把粥列入平常的菜色中。

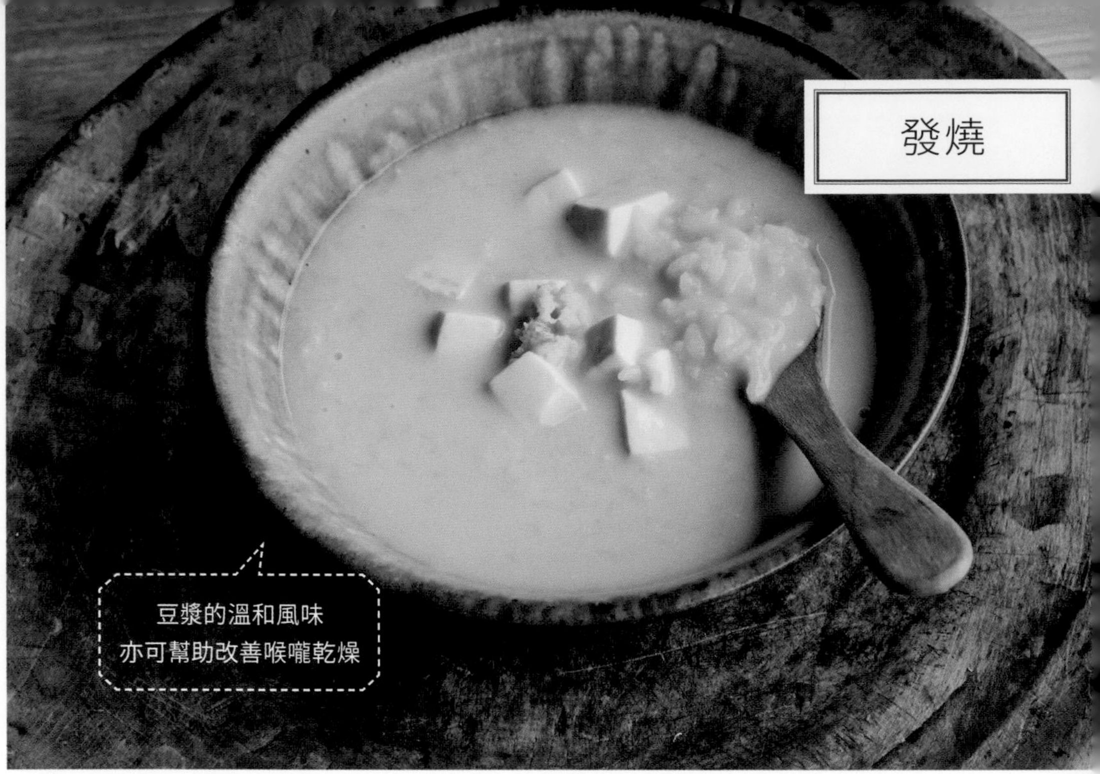

豆漿豆腐雜炊

【材料】2人份

嫩豆腐・50g
飯・100g
高湯・300ml
豆漿・50ml
Ⓐ 薄口醬油・1小匙
　鹽・1/4小匙
生薑（磨成泥）・少許

【作法】

1 將**豆腐**切丁，接著把**豆腐**、**飯**以及**高湯**下鍋用小火煮。

2 再倒入**豆漿**和Ⓐ進去煮，請注意不要煮到沸騰。盛入食器，再放上**生薑**。

豆漿和豆腐儘管風味溫和，卻都有良好的退燒效果。此外，豆漿也有助於改善喉嚨乾燥，能夠避免因喉嚨乾癢而引起的咳嗽。爲了讓身體不要過涼，加熱後再吃是重點。

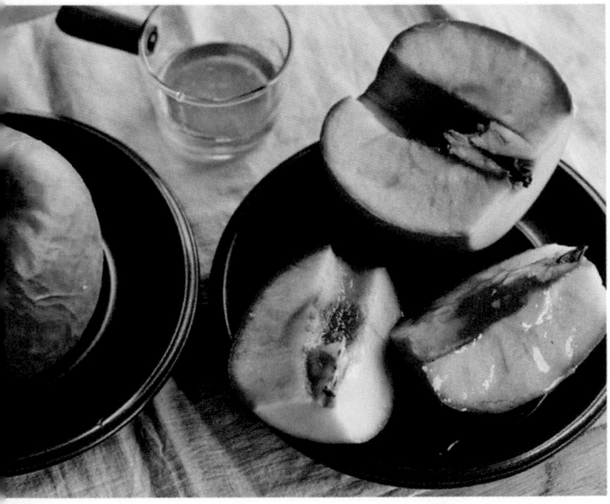

蒸蘋果

【材料】2人份

蘋果．2顆
蜂蜜．適量

【作法】

1 **蘋果**除去蒂頭與核。

2 裝盤後放入冒出蒸氣的蒸鍋，用中火偏小蒸大約20分鐘，再淋上**蜂蜜**。

比起生吃，加熱後再吃對腸胃更好

蘋果是有助退燒兼潤肺的水果，比起生吃，加熱後再吃對腸胃更好。我推薦喉嚨乾澀時吃梨子，口腔乾燥有口內炎時吃柿子。無論吃前述哪種水果，都請蒸到軟爛爲止。

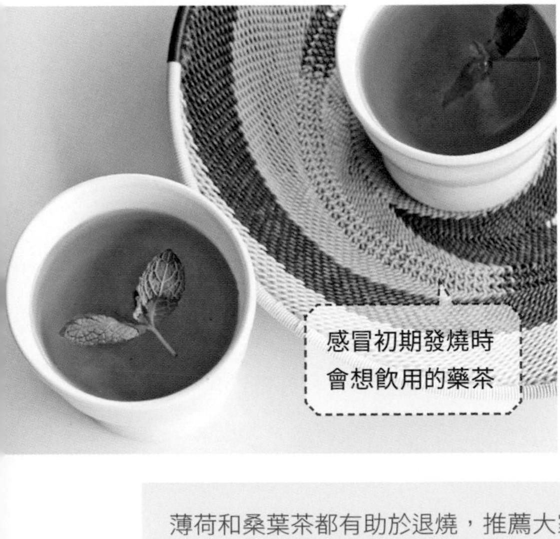

感冒初期發燒時會想飲用的藥茶

薄荷桑葉茶

【材料】

桑葉茶（市售品）
薄荷

【作法】

在**桑葉茶**中依照喜好加入適量**薄荷**。

薄荷和桑葉茶都有助於退燒，推薦大家在感冒初期疑似發燒時飲用這種茶。桑葉是中國自古以來就當成漢方使用的植物，從未買過的人請務必在茶葉店購買（註：台灣的中藥行或青草藥店也買得到）。此外，也推薦正值更年期、身體容易發熱的人飲用。

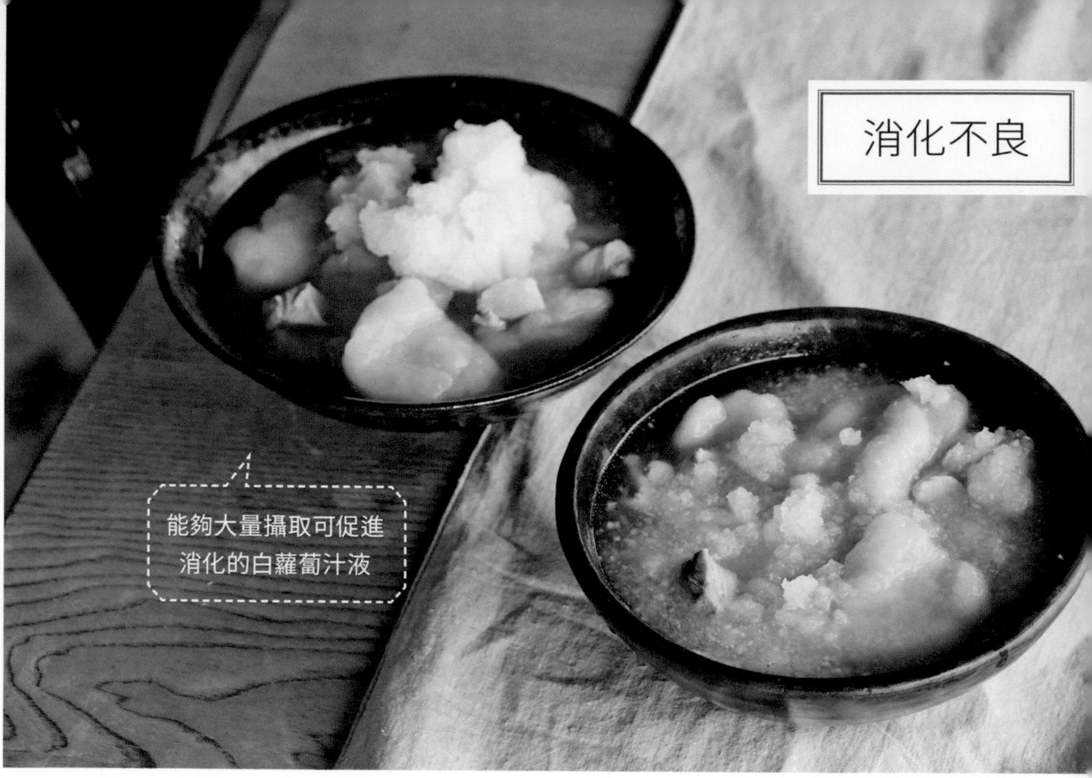
消化不良
能夠大量攝取可促進
消化的白蘿蔔汁液

白蘿蔔麵疙瘩

【材料】2～3人份

白蘿蔔・1/2條（400g）
雞腿肉・100g
麵粉・140g
太白粉・60g
高湯（偏濃）・800ml
Ⓐ 薄口醬油・4小匙
味醂・4小匙
鹽・1½小匙

白蘿蔔是促進消化的代表食材。這道料理能讓大家吃到大量的白蘿蔔。麵疙瘩的麵團是和富含汁液的白蘿蔔泥一起攪拌而成的。

【作法】

1 將**白蘿蔔**磨成泥，**雞肉**切成1公分大小的正方形。

2 把**麵粉**、**太白粉**、**鹽**（1撮）放入大碗裡仔細混合。倒入**白蘿蔔泥**（150g）後攪拌均勻。接著再加水將麵團調整成比耳垂稍微軟一點的硬度。

3 將**高湯**倒入鍋子裡用中火加熱，加入Ⓐ與**雞肉**一起煮。煮熟後把2的麵團捏成一口大小的薄片丟進鍋中，煮到麵疙瘩浮上來時再於沸水中煮3分鐘。

4 盛入食器，並將剩餘的**白蘿蔔泥**好好瀝乾水分後加進去。

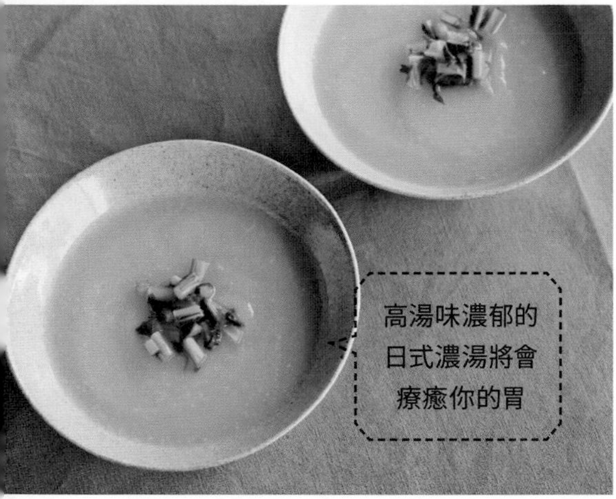
高湯味濃郁的
日式濃湯將會
療癒你的胃

大頭菜漿湯

【材料】2人份　使用果汁機

大頭菜・3顆
高湯（偏濃）・200ml
薄口醬油・1小匙
鹽・2撮

大頭菜和白蘿蔔一樣具有促進消化的強大功效，外食吃太多時請有意識地主動攝取。

【作法】

1 **大頭菜**去皮後切成3～4公分大小的正方形，用微波爐加熱約5分鐘。挑出適量用來裝飾的**菜葉**後，再次用微波爐加熱至變軟，並切成粗碎末。

2 將**大頭菜**及**高湯**倒入果汁機，攪拌至滑順無顆粒後，放進鍋子裡加熱。用**薄口醬油**和**鹽**調味。最後再用**菜葉**裝飾。

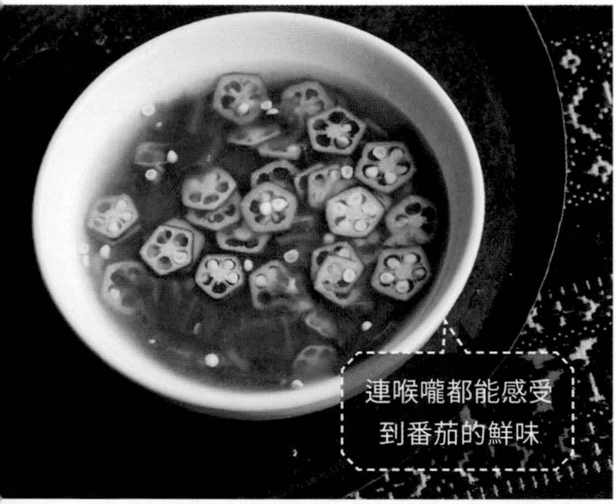
連喉嚨都能感受
到番茄的鮮味

秋葵番茄湯

【材料】2人份

秋葵・3根
番茄・1顆（100g）
雞骨湯・400ml
鹽・少許
胡椒・少許

【作法】

1 將**秋葵**撒鹽（適量）後在砧板上滾動摩擦，洗淨後切成薄片。**番茄**去蒂頭再切成2公分大小的正方形。

2 將**雞骨湯**下鍋用中火加熱，然後放入**秋葵**與**番茄**煮到沸騰。用**鹽**調味後撒上**胡椒**。

番茄是可以消除「胃熱」的食材，秋葵則是讓負責消化吸收的「脾」動起來，有效促進消化與吸收的食材。在天氣炎熱食慾不振的時候，這道美味的湯品可讓身體不致於過涼地補充生命力。

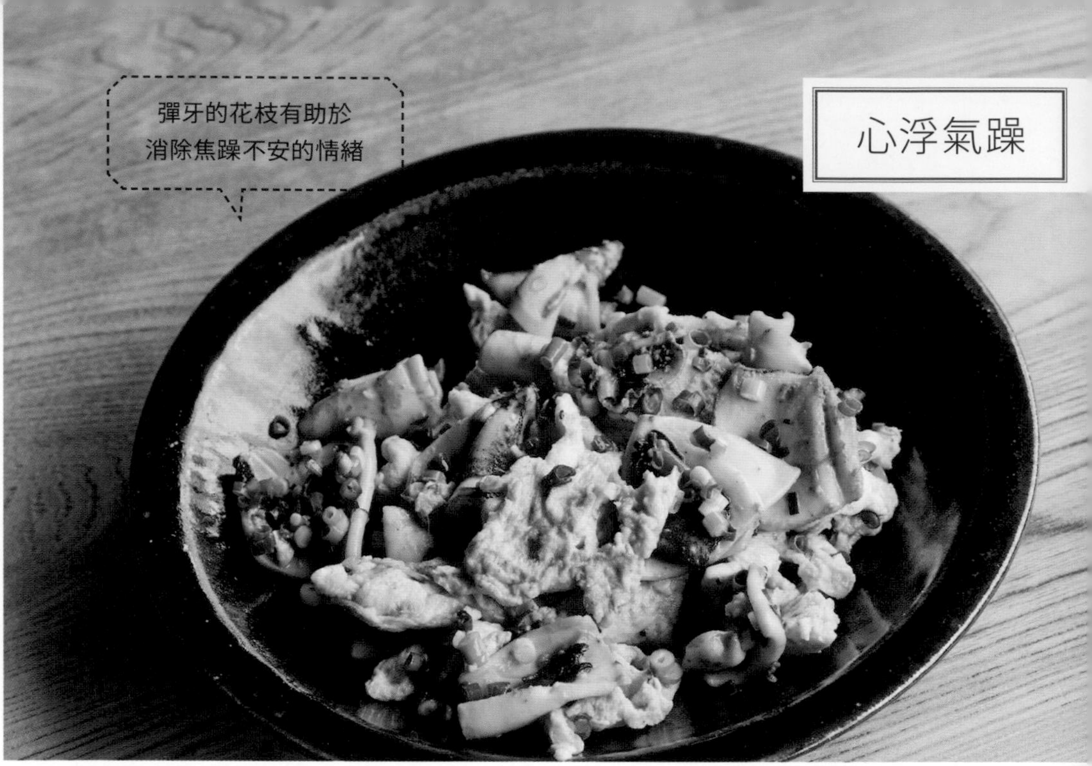
彈牙的花枝有助於
消除焦躁不安的情緒
心浮氣躁

花枝炒蛋

【材料】2 人份

花枝・200g
Ⓐ【酒・2小匙、鹽・1/4小匙】
雞蛋・3顆
Ⓑ【酒・1大匙、鹽・1/4小匙】
太白芝麻油・1大匙＋1大匙
大蒜（切成碎末）・1/2小匙
魚露（或是醬油）・1小匙
青蔥（切成蔥花）・20g

水分不夠是心浮氣躁的原因之一，這會造成血液不足，進而影響有安神作用的心。能將煩躁心情一掃而空的就是這道花枝炒蛋。花枝是幫助造血的食材，雞蛋則是會滋潤身體的食材。

【作法】

1 **花枝**剖開後畫出格狀切痕，再切成一口大小，將Ⓐ搓揉進去。**雞蛋**和Ⓑ一起打散拌勻。

2 把**油**和**大蒜**丟進平底鍋後開小火，待飄出香味後改用中火偏大炒**花枝**，炒到差不多熟了就先起鍋備用。

3 洗淨平底鍋後，再次倒**油**開中火熱鍋、炒**蛋**，蛋炒至半熟時加入**花枝**拌一拌，再沿鍋緣將**魚露**倒入拌炒。關掉爐火後撒上**蔥花**。

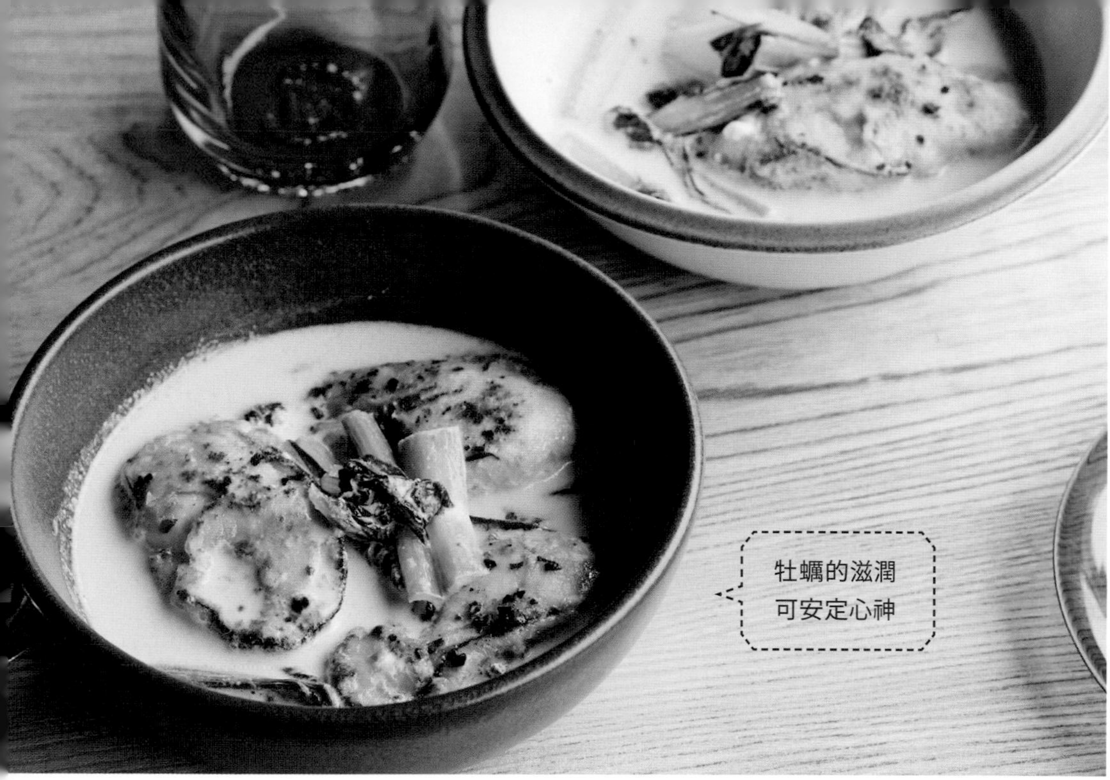

牛奶燉牡蠣小松菜

【材料】2人份

牡蠣・250g
太白粉・3大匙＋2大匙
小松菜・100g
大蒜（切成碎末）・1瓣
太白芝麻油・3小匙＋1小匙
Ⓐ 高湯・50ml
白味噌・1大匙
牛奶・200ml

牡蠣又被譽爲「海中牛奶」，是能夠補充水分的食材，可以解決因乾渴造成的心浮氣躁。小松菜則是有助於造血的蔬菜。

【作法】

1 將**牡蠣**沾上**太白粉**揉搓，並沖水洗淨去汙。擦掉水分後再度沾上**太白粉**。

2 把**小松菜**切成3公分長。

3 把**油**和**大蒜**丟平底鍋後用中火加熱，將**牡蠣**表面稍微煎過後起鍋備用。

4 洗淨平底鍋後，再次倒**油**開中火熱鍋、炒**小松菜**，炒到變軟後加入Ⓐ和**牡蠣**煮到稍微沸騰，再加**鹽**（適量）調味。

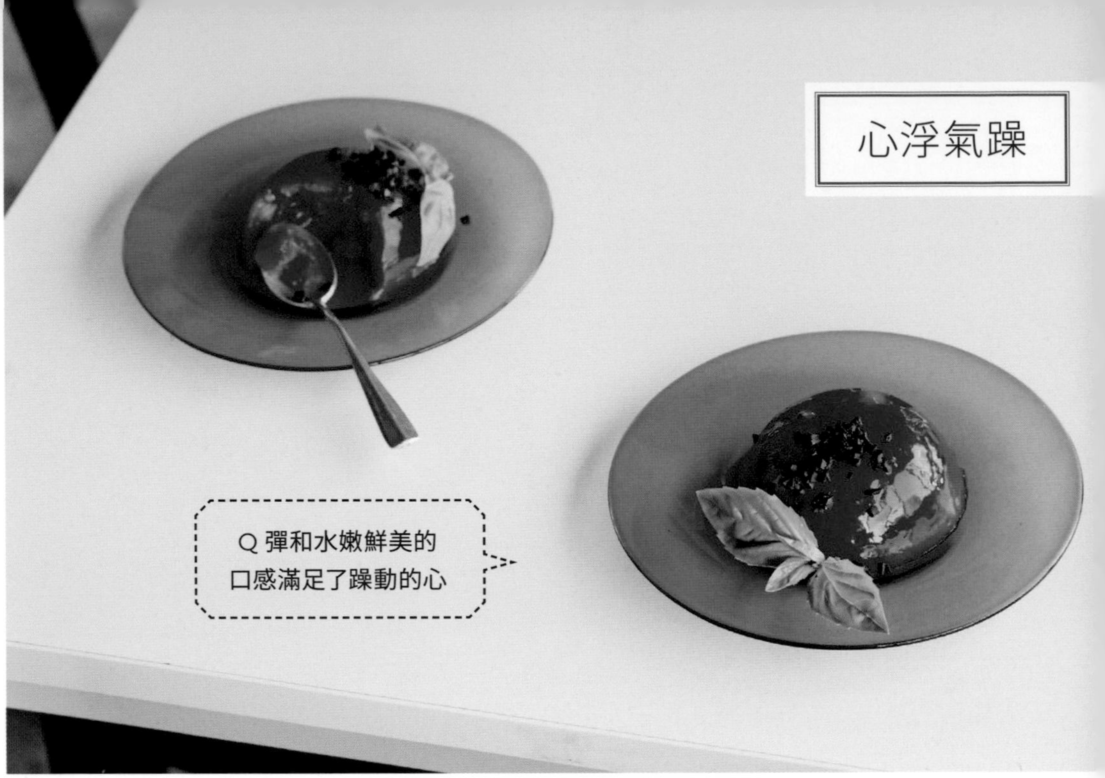

Q 彈和水嫩鮮美的
口感滿足了躁動的心

番茄果凍

【材料】2人份

番茄・1顆（100g）
黑橄欖・2顆
Ⓐ 番茄汁・150ml
　雞骨湯・70ml
　蜂蜜・1大匙
　鹽・1撮
吉利丁粉・5g
橄欖油・2小匙
羅勒葉・適量

【作法】

1 **番茄**切丁，**黑橄欖**切成碎末。

2 把Ⓐ下鍋用中火偏小加熱，接著加入**吉利丁粉**混勻，再加**番茄**。

3 倒入容器中，放進冰箱冷藏到凝固爲止。脫模後撒上**黑橄欖**、淋上**橄欖油**，並用**羅勒葉**點綴。

這道能夠攝取到大量番茄的果凍可以讓身體降溫，並且有助於緩解水分不足所造成的心煩氣躁。我也非常推薦大家用來改善更年期的心浮氣躁。

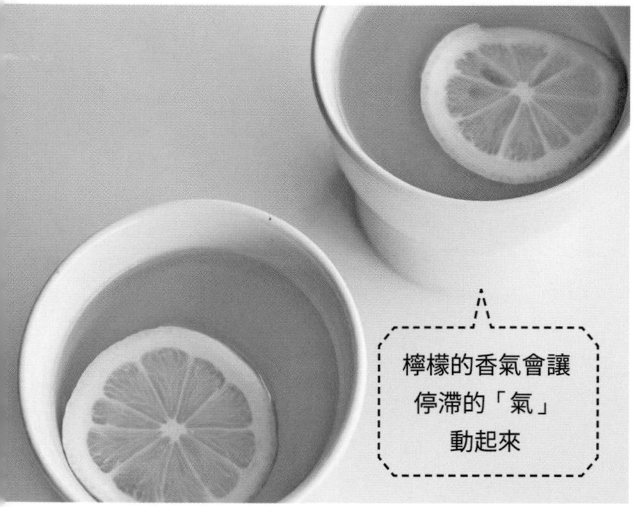

檸檬綠茶

【材料】

檸檬·適量
綠茶葉·適量

【作法】

1 泡**綠茶**。

2 將**綠茶**倒進裝有**檸檬薄片**的茶杯中，讓檸檬片漂浮在茶湯上。

檸檬是以香氣和酸味讓氣循環的水果。這道茶品可以化解氣無法順暢循環的症狀，也就是所謂的「氣滯」，讓體內的氣再次流動起來，舒緩心浮氣躁。

如何選用茶飲來補充生命力

每天無意間喝下去的茶也是吃進身體裡的食物，當然也是藥膳。

比起原料，茶葉的發酵程度更為關鍵，依照程度而異，有的茶可以暖身，有的可以降火。基本上，經過發酵的烏龍茶和鐵觀音能讓體溫上升，而未發酵的綠茶及蕎麥茶則有降火的效果。

本頁介紹的檸檬綠茶，檸檬有助於生命力循環，綠茶則能使體溫下降，避免水分流失，因此很適合在揮汗如雨的炎炎夏日飲用。

我將每個季節推薦的茶飲和可以添加的配料歸納如下，在忙到顧不了三餐時，至少試著照下表選用不同的茶飲吧。

季節	茶飲名稱	想加點配料的話⋯⋯
春季	烏龍茶、綠茶	橘子皮
梅雨季	薏仁茶、蕎麥茶	玉米鬚
夏季	薏仁茶、蕎麥茶、綠茶	薄荷
秋季	烏龍茶	松子、紅棗、枸杞子
冬季	普洱茶、紅茶	炒黑豆

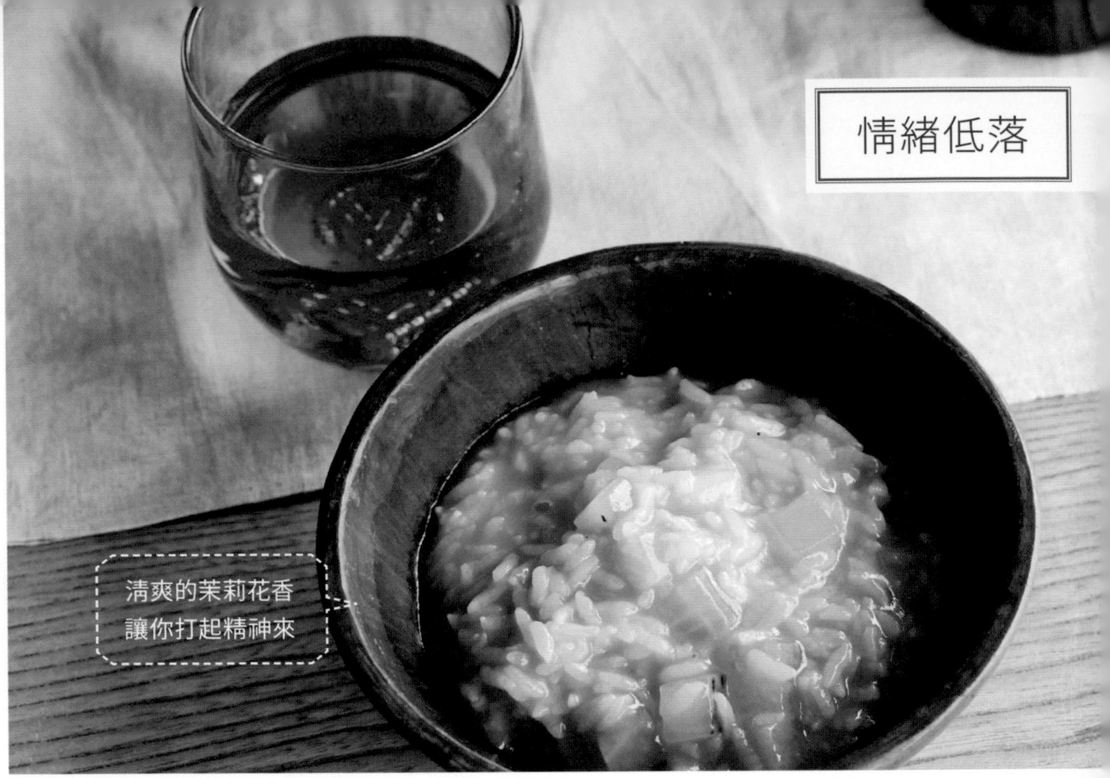

白蘿蔔茉莉花茶粥

【材料】方便製作的分量

米・75g（或量米杯的90ml）
白蘿蔔・1/8條（100g）
茉莉花茶葉（茶包也行）・2～3g
太白芝麻油・1大匙
水・900ml
醬油・1小匙

「心情沉重，連動都不想動。」這種時候，請好好攝取能讓生命力循環全身的「促進循環食材」，例如茉莉花、洋蔥、薤、柑橘類。這類食材的一大特徵，就是比起作爲料理中的主角，更常扮演配角。情緒低落時更要好好補充這些強大的配角。

【作法】

1. **米**稍微洗過後撈起來靜置30分鐘。**白蘿蔔**切成丁。
2. 把**茉莉花茶葉**放入高湯袋或茶袋裡。
3. 將**油**與**白蘿蔔**下鍋，用中火煎到顏色稍微變深爲止。把**米**下鍋稍微拌炒。
4. 放入裝有**茉莉花茶葉**的茶袋後，倒水並用小火煮30分鐘。加**醬油**後用**鹽**（適量）調味。如果有**柚子皮**可以加一點進去。

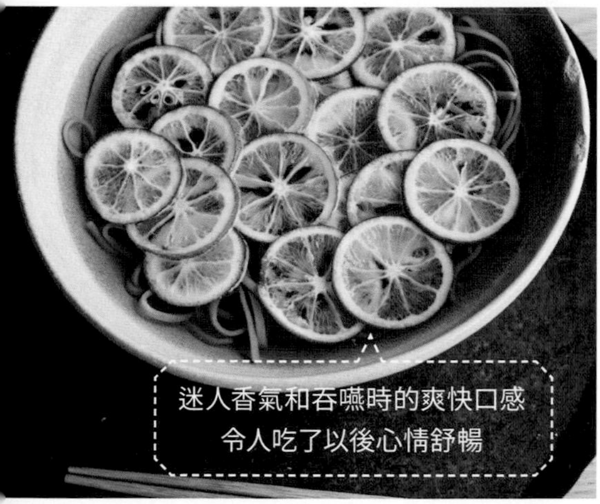
迷人香氣和吞嚥時的爽快口感
令人吃了以後心情舒暢

醋橘蕎麥麵

【材料】2人份

蕎麥麵（生麵）・200g	柴魚片・30g
醋橘・2顆	醬油・4大匙
昆布・10公分正方形	味醂・4大匙

【作法】

1 將**水**（700ml）和**昆布**加進鍋子裡用小火煮，在快要沸騰前取出**昆布**，放入**柴魚片**煮沸約2分鐘，然後用濾網撈起來。

2 加入**醬油**和**味醂**後再煮2分鐘，接著加**鹽**（2撮），關火。稍微放涼後，放進冰箱冷藏。

3 將**醋橘**切成圓形薄片後去籽。把**蕎麥麵**煮熟並用水洗去澱粉後裝進食器中，淋上2並鋪上**醋橘**。

蕎麥在穀物中也是會促使生命力循環的食材，滑順的吞嚥感有助於轉換心情，跳出情緒低潮。請大家多加利用同樣也屬於「促進循環食材」的醋橘。

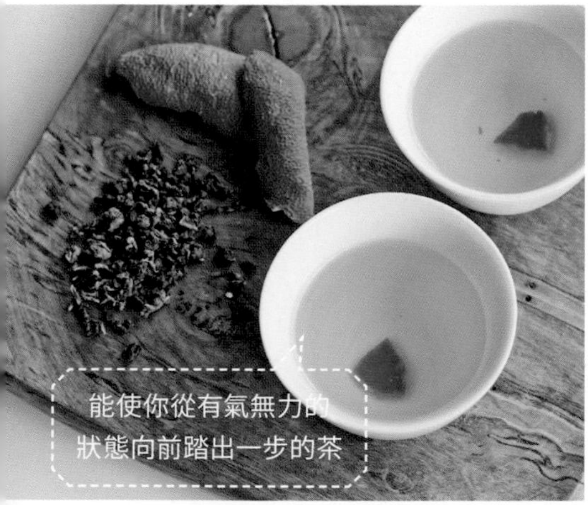
能使你從有氣無力的
狀態向前踏出一步的茶

橘皮烏龍茶

【材料】

橘子皮・適量（選用無農藥的橘子，或是抹上粗鹽後沖水仔細洗淨再剝皮。）

烏龍茶葉・適量

【作法】

1 將**橘子皮**平鋪在篩網上，並在太陽底下曬到乾巴巴爲止。

2 在茶壺內放入**茶葉**並倒入熱水，再加入適量的1悶一下。

曬乾的橘子皮也是漢方藥中知名的「陳皮」。陳皮有促進循環的功用，烏龍茶則能暖和身體，兩者皆能帶來生命力。另外，清爽的橘子香氣能讓人將陰霾一掃而淨。

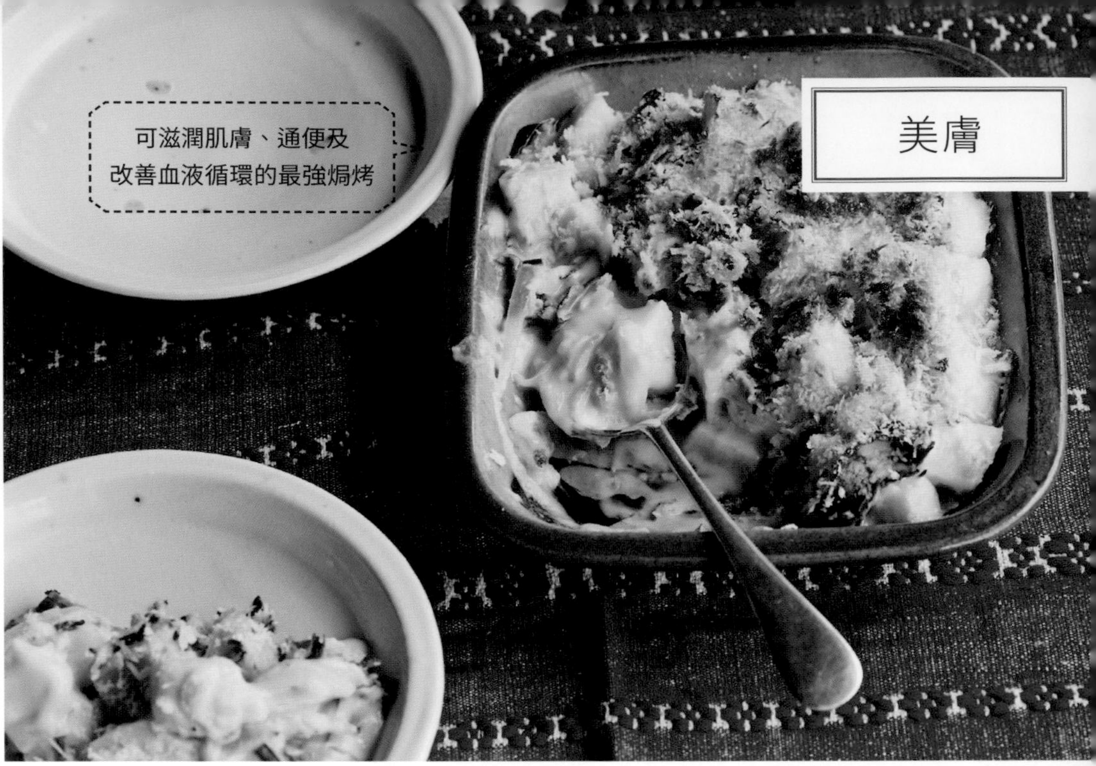
美膚
可滋潤肌膚、通便及
改善血液循環的最強焗烤

芋頭豆漿味噌焗烤

【材料】2 人份

芋頭・4顆（250g）
黑木耳（用水泡開）・30g
豆漿・300ml
白味噌・60g
洋蔥（切薄片）・1/2顆（100g）
太白芝麻油・2小匙
Ⓐ【奶油・30g、麵粉・4大匙】
Ⓑ【麵包粉・適量、起司粉・適量】
芝麻油・適量

芋頭是一種能改善體內水分循環及排便狀況的食材。豆漿可以潤肺，而肺一得到滋潤，也會連帶潤澤大腸和皮膚。黑木耳則有改善血液循環的效果。

【作法】

1 將**芋頭**包上保鮮膜，放微波爐加熱 7 分鐘，接著削皮並切成一口大小。

2 將**黑木耳**切成一口大小後汆燙10分鐘。把**白味噌**溶進**豆漿**裡。

3 將**油**和**洋蔥**加進平底鍋用中火偏小炒到變軟後加Ⓐ，再炒到無粉狀爲止。

4 加進 2 的**豆漿**煮滾直到變濃稠，再用**鹽**（適量）調味。

5 將 4、**芋頭**和**黑木耳**一起涼拌，並放入耐熱容器中。撒上Ⓑ後淋上**芝麻油**，用小烤箱烤到出現焦痕爲止。

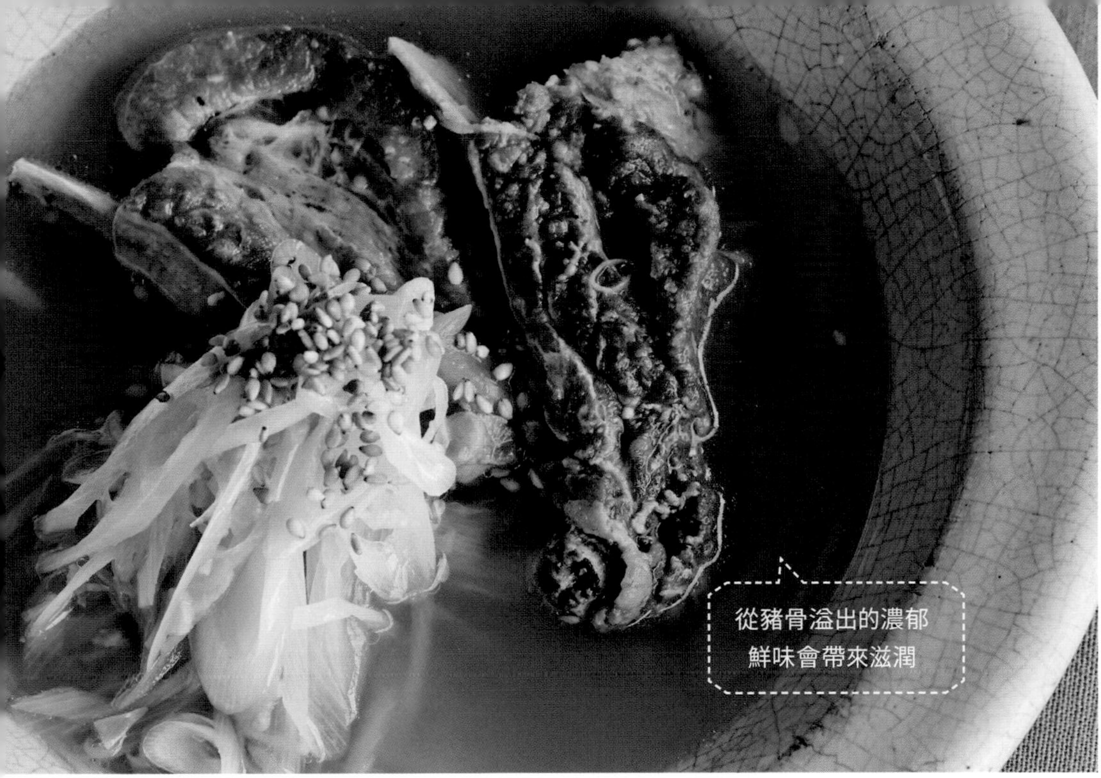

豬肋排湯

【材料】2 人份　使用壓力鍋

豬肋排・300g
太白芝麻油・2大匙
日本大蔥・1根（100g）
生薑・10g
大蒜・10g
高湯・700ml
白芝麻・1小匙

帶骨豬肉是一種會帶來滋潤的食材。如果冰一個晚上，還會出現結塊的膠原蛋白。擔心吃進太多脂肪的人，請把冰過後凝固的白色豬油挑掉再喝。可以一口氣大量製作並分批冷凍。

【作法】

1 倒**油**在平底鍋內用中火加熱，將**豬肋排**表面大略煎過。

2 將**日本大蔥**斜切成薄片、**生薑**切成針狀細絲、**大蒜**切成薄片。

3 將 1 丟進壓力鍋，注入快淹過食材的**高湯**，並加入**生薑**和**大蒜**，接著蓋上鍋蓋用中火偏小加熱10分鐘。

4 待壓力消失後拿掉鍋蓋，加入**日本大蔥**快速煮過。加**鹽**（適量）調味後起鍋裝入食器，並撒上**白芝麻**。

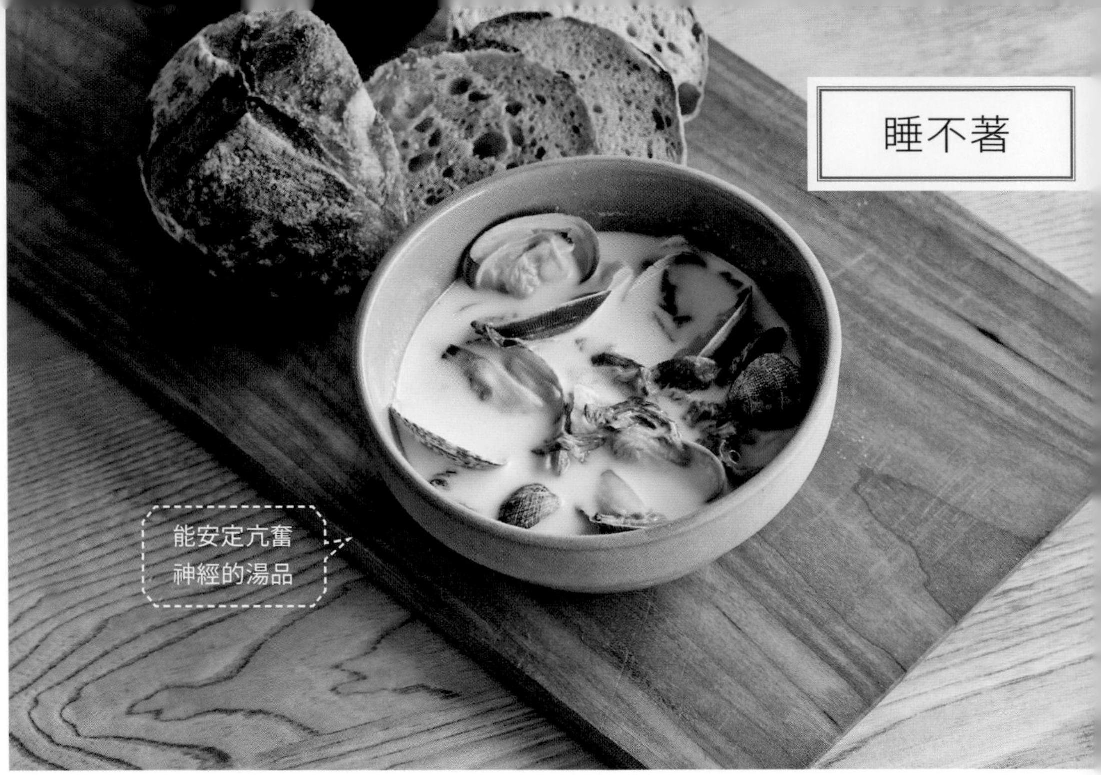

海瓜子茼苣牛奶湯

【材料】2 人份

海瓜子・400～500g
茼苣・30g
酒・2大匙
Ⓐ 牛奶・250ml
└ 雞骨湯・200ml
胡椒・少許

【作法】

1 將**茼苣**撕成一口大小。

2 將**海瓜子**和**酒**下鍋後，開中火蓋上鍋蓋。等**海瓜子**打開先取出來備用。

3 把Ⓐ加進 2 的鍋子裡煮沸後重新加進**海瓜子**。加**鹽**（適量）調味。最後撒上**胡椒**。

睡不著往往是因爲神經過度亢奮。此時，就和緩解心浮氣躁一樣，基本上要補充血液和水分。牛奶可以發揮滋潤身體的作用。海瓜子和茼苣都有降火的功效，不會讓身體耗掉水分。另外，大家也可以試著用解決心浮氣躁的菜色（P90～93）來改善症狀。

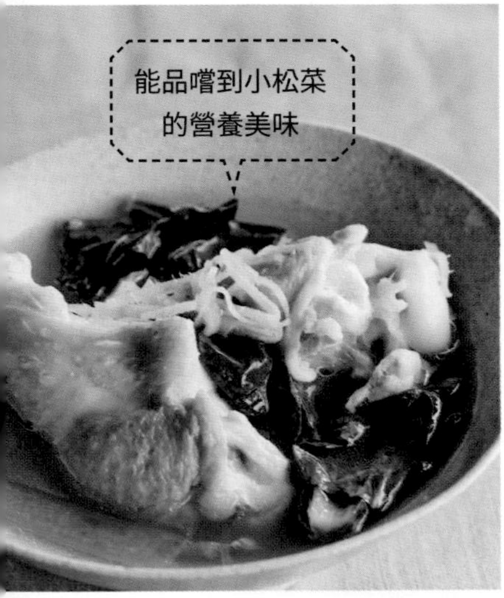
能品嚐到小松菜
的營養美味

在超市就能便宜買到的棒棒腿，是能夠滋潤暖和身體的可靠良伴，應該能讓你放鬆心情睡個好覺。

小松菜帶骨雞湯

【材料】2 人份

帶骨雞肉・200g
小松菜・1/2把
太白芝麻油・1大匙
生薑・1片
雞骨湯・500ml
薄口醬油・1小匙

【作法】

1 將**小松菜**切成3公分長，**生薑**則切絲。

2 把**油**倒進鍋裡炒**生薑**，再把**雞肉**加進去煎。倒入**雞骨湯**後用小火把**雞肉**煮熟。

3 加入**薄口醬油**和**小松菜**大致煮沸後，加**鹽**（適量）調味。

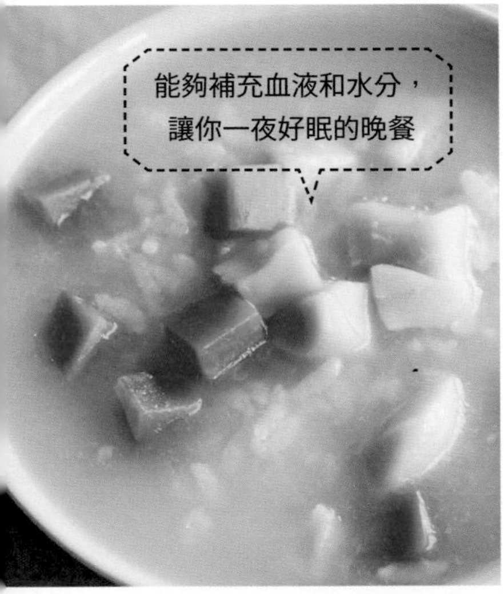
能夠補充血液和水分，
讓你一夜好眠的晚餐

白色的帆立貝富有滋潤身體的效果，胡蘿蔔則有造血作用，是一道能安神的粥品。

帆立貝胡蘿蔔粥

【材料】方便製作的分量

米・75g（或量米杯的90ml）
胡蘿蔔・1/2根（100g）
雞骨湯・900ml
醬油・1/2小匙
帆立貝・4顆
芝麻油・2小匙
鹽・適量

【作法】

1 將**米**稍微洗過後撈起來靜置30分鐘。將**帆立貝**和**胡蘿蔔**切成丁。

2 將**芝麻油**和**米**下鍋開小火，炒到**米**的邊緣略顯透明爲止。

3 倒入**雞骨湯**後，加**胡蘿蔔**和**帆立貝**熬30分鐘。最後放**鹽**跟**醬油**。

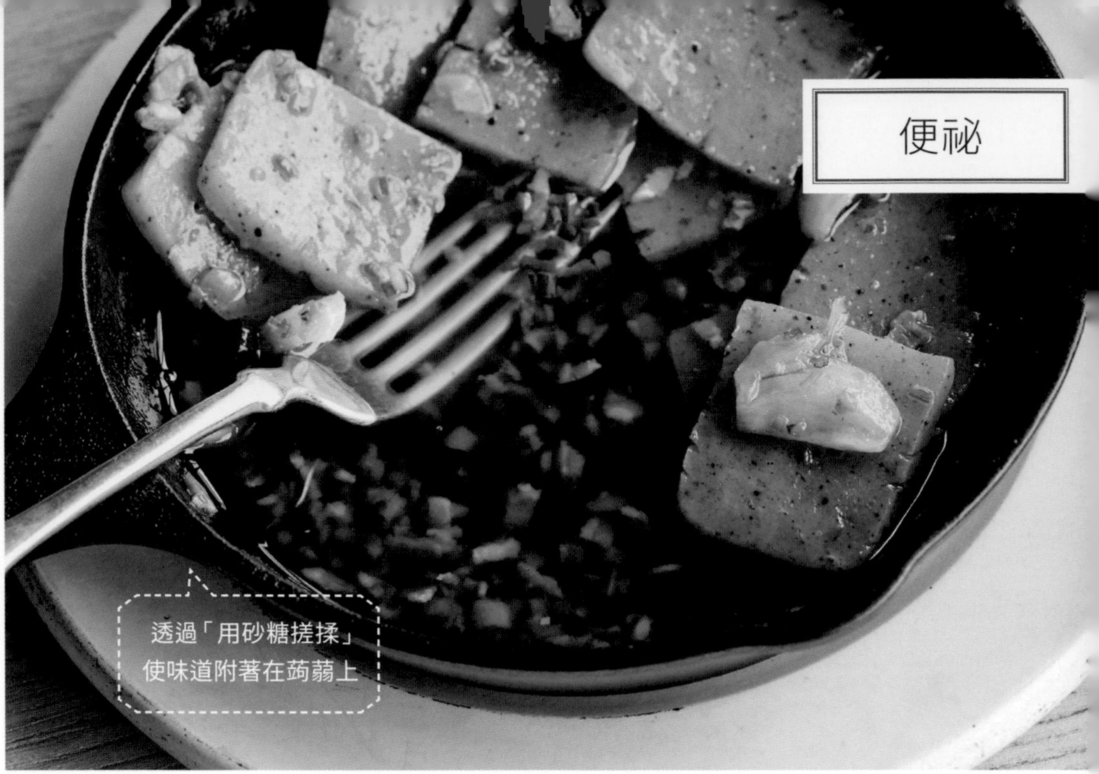

西班牙橄欖蒜味蒟蒻

【材料】2人份

蒟蒻・100g
砂糖・1大匙
Ⓐ 培根（切成碎末）・10g
日本大蔥（切成碎末）・10g
大蒜・2瓣
辣椒・1根
昆布茶粉・1小匙
橄欖油・100ml

蒟蒻是由塊莖植物魔芋製成的食材，能降火補水分並改善排便狀況。正值更年期的族群，由於身體的水分無法運送到大腸，請務必積極攝取。順道一提，用砂糖搓揉蒟蒻所產生的滲透壓會帶走蒟蒻表面的水分，讓味道和油更容易附著在上面。

【作法】

1 在**蒟蒻**上畫出格狀切痕後，切成4～5公釐厚的一口大小，用**砂糖**搓揉後靜置約10分鐘，再好好用水將**砂糖**洗掉，並擦乾水分。

2 把Ⓐ的**大蒜**搗碎，**辣椒**去籽、切片。

3 將**蒟蒻**和Ⓐ放入小鐵鍋後，用小火煮5～6分鐘。

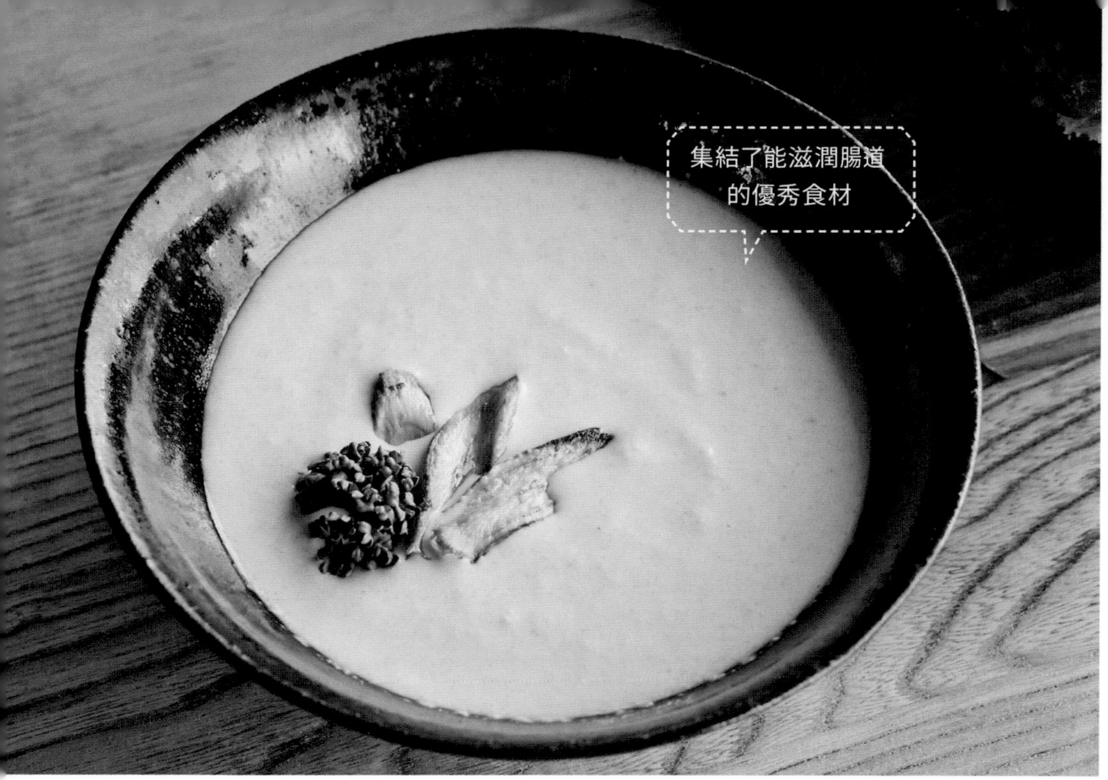

牛蒡濃湯

【材料】2 人份　使用果汁機

牛蒡・3/4根（150g）
洋蔥（切成碎末）・1/4顆（50g）
奶油・10g
麵粉・1小匙
牛奶・200ml
鮮奶油・50ml
昆布茶粉・1小匙
巴西里・適量

牛蒡可以幫助身體降火保水，還會消除便祕。乳製品則能夠爲身體帶來滋潤。另外，這道料理還加了具有保暖功效的洋蔥。

【作法】

1 **牛蒡**削皮切成薄片後泡醋水，再用微波爐加熱3分鐘直到變軟。

2 把**奶油**和**洋蔥**加進鍋子裡，用小火炒到透明。

3 加入**麵粉**拌炒到無粉狀，再倒入少許**牛奶**進去煮，請注意不要煮到沸騰。

4 把3稍微放涼後，和**牛蒡**一起丟進果汁機，攪拌到滑順無顆粒爲止。

5 將4倒進鍋子裡，加入**鮮奶油**，用小火加熱（不要煮沸）後加**昆布茶粉**。用**鹽**（適量）調味後，再放上**巴西里**點綴。

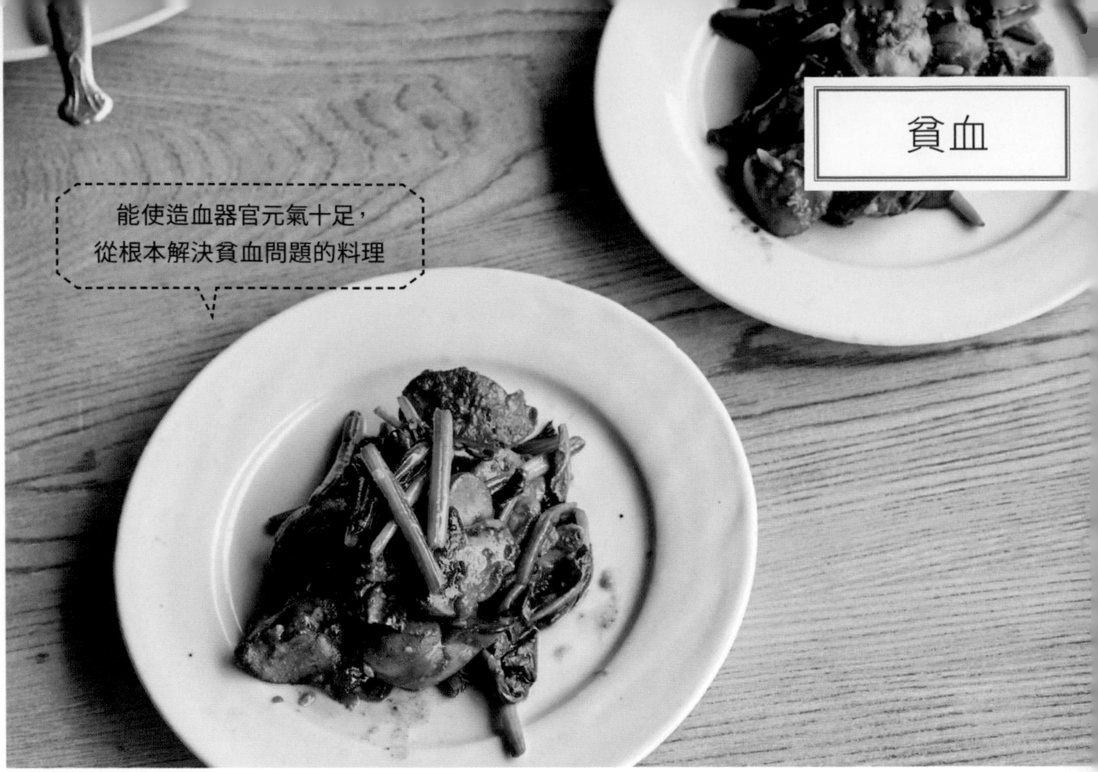
貧血
能使造血器官元氣十足，
從根本解決貧血問題的料理

雞肝炒菠菜

【材料】2 人份

雞肝・200g
菠菜・1/2把
牛奶・3大匙
醬油・1大匙
麵粉・1大匙
大蒜（切成碎末）・1/2小匙
Ⓐ 紅酒・1/2大匙
味醂・1/2大匙
醬油・1/2大匙

雞肝和菠菜都有助於造血，屬於藥膳中「補血類」的食材。這類食材不只富含鐵質，也能讓造血器官變得更健康有活力。

【作法】

1 將**雞肝**切成一口大小後，浸泡在**牛奶**裡靜置10分鐘，擦乾水分後把**醬油**搓揉進去，再薄敷上一層**麵粉**。

2 把**菠菜**切成5公分長。

3 將**太白芝麻油**（3小匙）和**大蒜**放進平底鍋開中火，待冒出香味後加入**雞肝**，蓋上鍋蓋烘烤，熟了就先起鍋備用。

4 洗淨平底鍋倒入**太白芝麻油**（1小匙）加熱，再丟**菠菜**下鍋炒，炒到菜變軟就加**雞肝**和Ⓐ用大火拌炒，最後再用**鹽**（1/3小匙）調味。

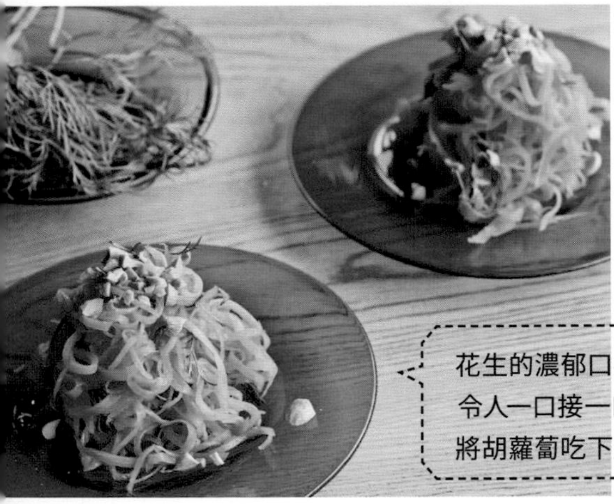
花生的濃郁口感
令人一口接一口
將胡蘿蔔吃下肚

花生胡蘿蔔絲沙拉

【材料】2 人份

胡蘿蔔・3/4根（150g）
花生・10g
Ⓐ 橄欖油・2大匙
　醋・1大匙
　蜂蜜・1/2大匙
　鹽・1/4小匙　胡椒・少許
時蘿・適量

【作法】

1 把**胡蘿蔔**切成細絲後撒**鹽**（2撮），待變軟後瀝乾水分。將**花生**切成粗碎末。

2 把Ⓐ與**胡蘿蔔**混勻，並撒上**花生**和撕碎的**蒔蘿**。

照鏡子覺得「咦，臉色怎麼這麼差？」時就該吃這道菜。不論花生還是胡蘿蔔，皆是能調理氣血的「補血類」食材。這道料理可以事先準備，不妨一次多做一點，並擺在主菜旁配著吃。

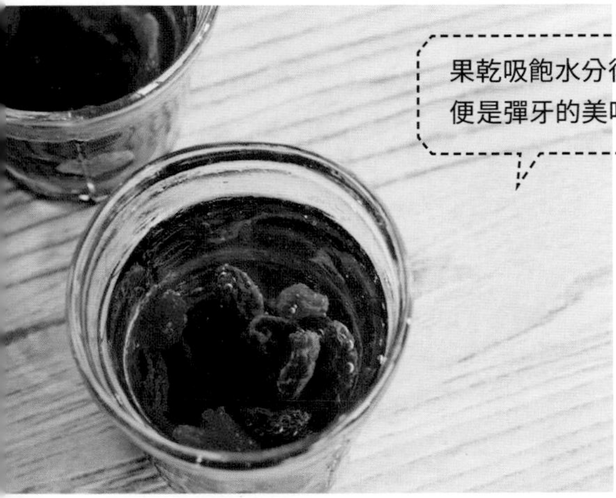
果乾吸飽水分後
便是彈牙的美味

梅乾與葡萄乾紅茶

【材料】

梅乾・2顆
葡萄乾・1大匙
紅茶葉・適量

【作法】

把水和材料下鍋煮開。

梅乾和葡萄乾都是能調理氣血的食材。雖然直接拿來吃也可以，不過爲了要每天攝取也不會膩，在這裡我拿來加在紅茶裡，請在喝茶的同時把配料也吃下去。

Q 一聽到藥膳這種東洋醫學，好像給人一種比較偏心靈層面的感覺？實際上又是怎麼樣呢？

A 其實我過去對藥膳也大概是這種印象。不過，這其實是很大的誤會。隨著學到的知識越來越多，我開始了解東洋醫學不是什麼唯心論，而是「龐大理論累積而成的產物」。

畢竟，那也是每個時代擁有最頂尖知識的人們，花費數千年之久，根據經驗累積而成的理論。東洋醫學絕非站在西洋醫學的對立面，而是與之共存的一門學問。

東洋醫學講究的是觀察身心整體的均衡。因此，在碰到檢查數值上顯示沒問題卻感到不適時，或是在身體尚未生病的「未病」階段都能予以應對。今天，我們可以視情況善用東洋醫學和西洋醫學，我很慶幸自己生在這個時代。

Q 早餐和晚餐到底應該吃什麼才好？

A 其實，一天之中也有所謂的「春夏秋冬」。舉例來說，大致上可以把早晨看作春天，入睡時想成冬天。所以，基本上早晨要攝取陽性食物啓動引擎，夜間則要攝取陰性食物冷卻引擎。偶爾會聽到有人早餐吃果昔，不過大部分的果昔往往使用會使體溫降低的食材，這就如同早上起床應該是生氣勃勃的時候，卻被潑了一盆冷水。這對正值人生夏季的年輕人來說還無所謂，卻不適合邁入人生秋季的人。我建議大家早上多攝取能夠保暖的食材，果昔可以等中午過後再吃。

Q 同樣的食材也會因爲用煮的或用炸的，
而對身體有不同影響嗎？

A 對，會有差別。站在藥膳學的角度，對身體較好的調理方式，依序爲蒸→煮→煎→炒→炸。

所謂的「蒸」，就是能吸收該食材擁有的全部營養的調理方式。另一方面，「炸」則是用油烹飪的調理方法。油看起來就是油膩膩，自然會形成「痰濕」這種難以流動的症狀。因此，當身體虛弱容易水腫或很疲勞時，最好避免重油的烹調方式。

Q 就算這麼說，還是覺得做藥膳料理很麻煩。
只要想到每天要把一堆菜端上餐桌就很痛苦……

A 如今回想起來，我覺得自己以前好像將「把一堆菜端上餐桌就對了」當成首要任務。當時的我每天都爲了工作忙得不可開交，做的菜不夠多的那天甚至隱約有種罪惡感。

不過有一次，我接觸到了料理研究家土井善晴老師「煮一湯一菜就好」的觀念，便從此澈底放下了心頭的重擔。畢竟「三菜一湯」原本就是用來宴客的，並不一定要拿來用在每天的家常料理上。

現在，要是有讀者仍然覺得「餐桌上擺了滿滿的菜才算有愛」，卸下這個重擔吧。就算只是一碗湯或一碗粥，也能成爲很棒的藥膳料理，一樣能爲身體帶來滋補和營養。大家可以先從每天煮藥膳茶開始身體力行，快快樂樂、輕輕鬆鬆地落實藥膳生活。

\ 從簡餐攝取生命力 /

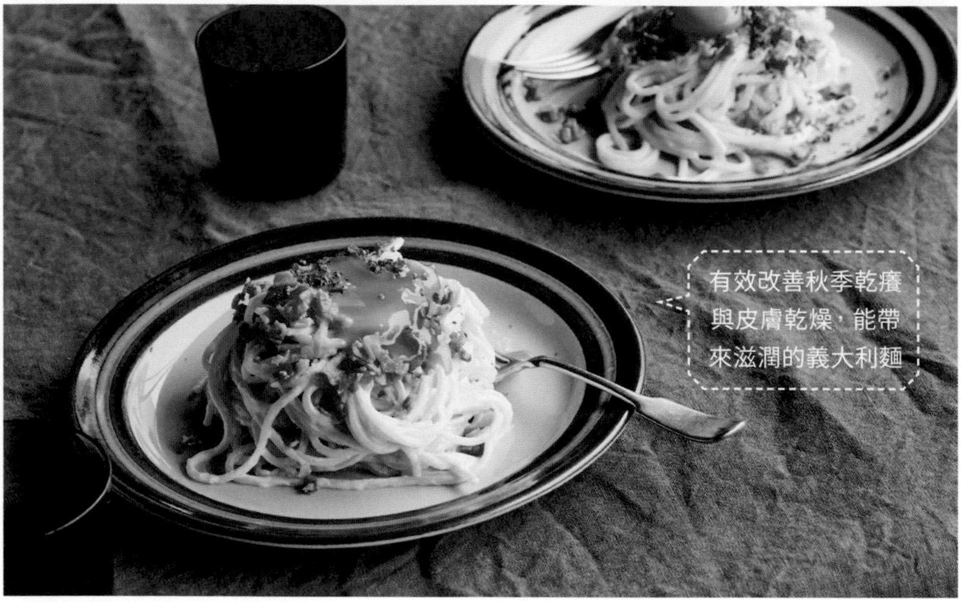
有效改善秋季乾癢
與皮膚乾燥，能帶
來滋潤的義大利麵

豆腐奶油義大利麵

【材料】2 人份　使用果汁機

義大利麵（生麵）・200g
培根（切成碎末）・40g
太白芝麻油・2小匙
Ⓐ 老豆腐・150g
牛奶・100ml
昆布茶粉・2小匙
鹽・少許
蛋黃・2顆
巴西里（切成碎末）・少許

【作法】

1 照標示煮**義大利麵**。

2 將**油**倒入平底鍋用小火加熱，把**培根**炒到酥脆。

3 把Ⓐ加進果汁機打碎後改倒進鍋子裡，用小火加熱，不要煮沸。

4 將煮好的**義大利麵**與 3 一起涼拌，再加**鹽**調味。如果太乾硬可以加煮麵水軟化。盛盤後擺上 2、**蛋黃**、**巴西里**。

培根蛋黃義大利麵讓人可大量攝取滋潤肌膚的豆腐和蛋。這道料理不只能補充水分、安定情緒，對乾燥的皮膚也很好。將細長圓麵換成通心麵還能做成焗烤。直接加牛奶稀釋，做成奶油湯也一樣美味。

接下來要介紹簡餐或輕食等既簡單又能補充生命力的食譜。
義大利麵和丼飯等可以快速完成與享用，一整盤 、一整碗都是滿滿的生命力。

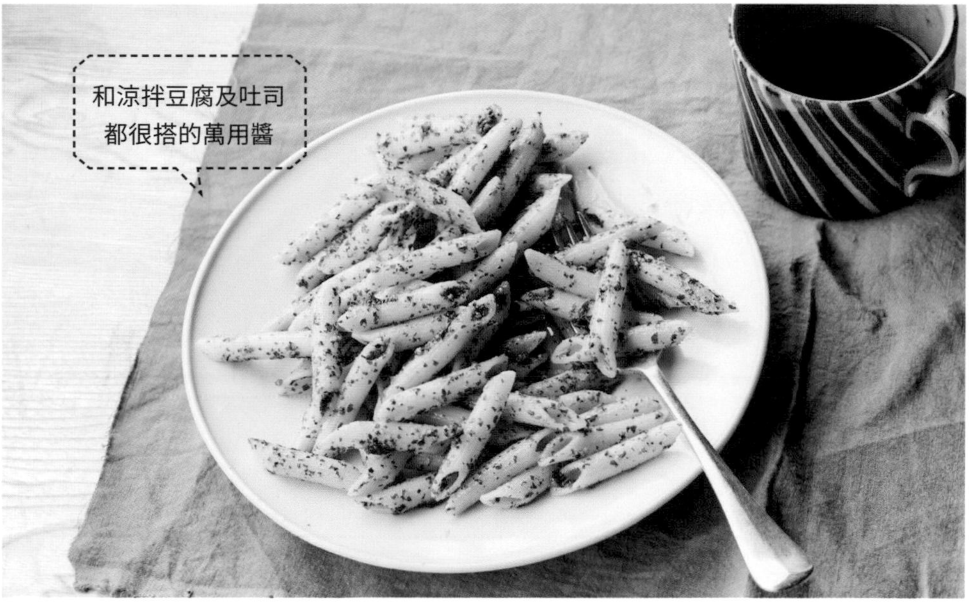

時令青菜青醬

【材料】方便製作的分量

橄欖油・100ml
青菜・50g
起司粉・30g
松子・20g
胡桃 ・20g
花生・10g
大蒜・1瓣
鹽・1/2小匙

【作法】

1 將所有材料加進果汁機攪拌到滑順無顆粒爲止。把材料放入用熱水消毒過的容器後保存在冰箱冷藏室。

2 取用想要的分量和煮好的**義大利麵**（適量）拌勻，加**鹽**（適量）調味。

這款青醬以山茼蒿、青紫蘇還有小松菜等正值產季的青菜製成，能大量補充當季的生命力。此外，也加了大量能滋潤與暖和身體的松子，以及潤肺的胡桃等調節身體機能的食材。除了用來蘸義大利麵，也能拿來抹吐司當早餐，或作爲涼拌豆腐的辛香料，還能拿來當熱蔬菜料理的沾醬。

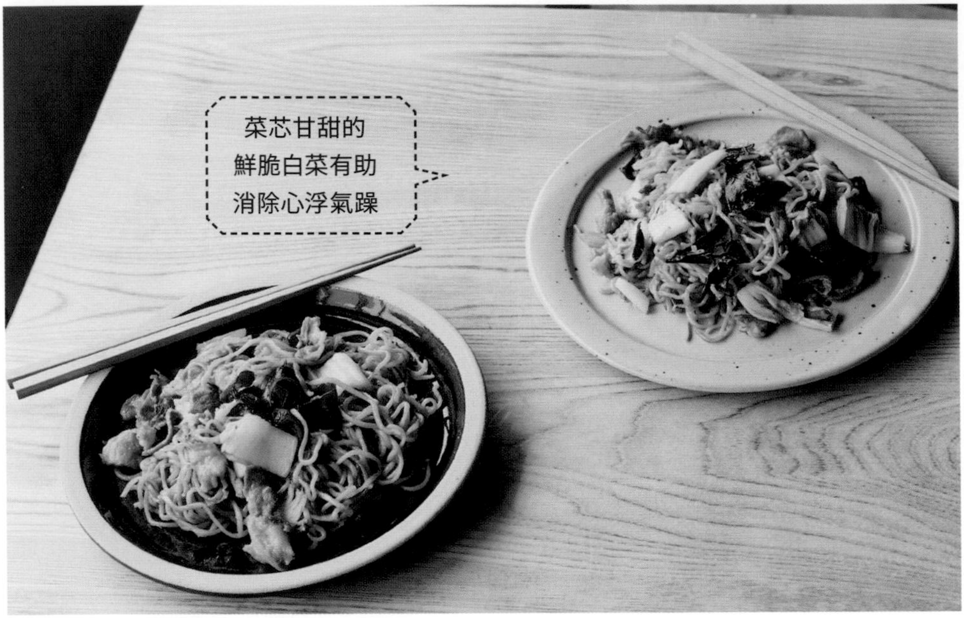

乾白菜木耳炒麵

【材料】2人份

乾白菜・100g　豬肉薄片・80g
黑木耳（用水泡開）・25g
芝麻油・2大匙
生薑（切絲）・1片
中式蒸麵條・2袋
酒・2大匙
Ⓐ 蠔油・1大匙
　醬油・1/2大匙
鹽・少許
柴魚粉・1小匙

白菜是可以清熱降火、消除煩躁的食材。不過，由於白菜濕氣有點重，我推薦大家改吃能夠大量攝取的乾白菜。作法很簡單，把白菜葉一片片撕下來鋪平在篩網上，擺在窗邊曬一天就完成了（擺在冷氣前也OK）。濕氣褪去後口感變紮實的白菜，會讓人一口接一口停不下來。

【作法】

1 將**乾白菜**切成一口大小。**豬肉**也切成方便食用的大小後抹上**醬油**（1/2小匙）。

2 **黑木耳**切成方便食用的大小後，汆燙2分鐘左右。

3 把**芝麻油**與**生薑**放入平底鍋用中火炒，冒出香味時將**豬肉**下鍋炒，炒熟後加進**乾白菜**和**黑木耳**，稍微拌炒後先取出備用。

4 把**中式蒸麵條**放進3的平底鍋，然後倒**酒**仔細炒到出現焦痕。將3重新下鍋，加入Ⓐ後混合，並用**鹽**調味，完成後撒上**柴魚粉**。

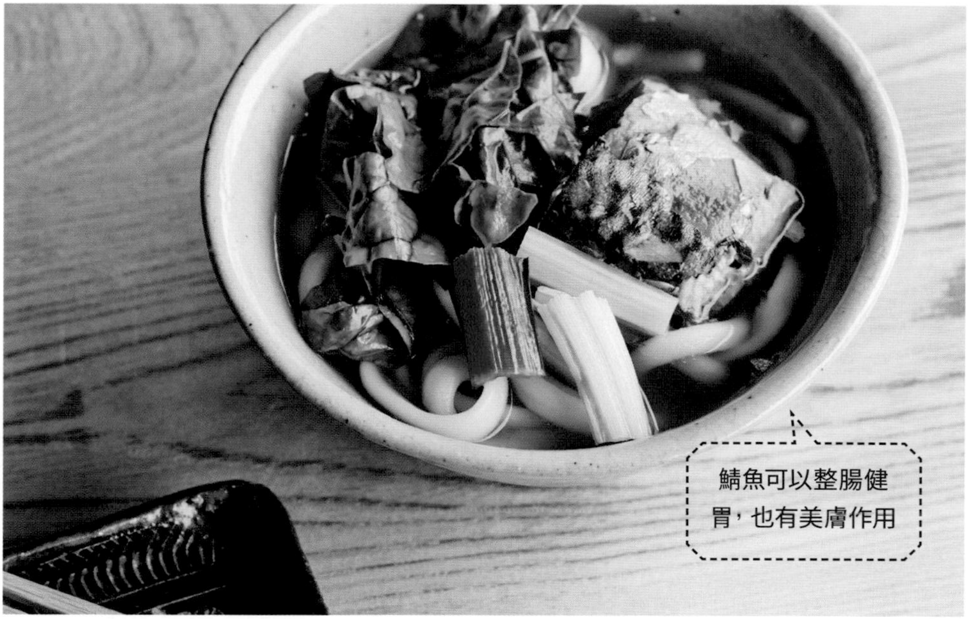

鯖魚罐頭時令蔬菜烏龍麵

【材料】2人份

昆布（用來熬高湯）
・10公分正方形
柴魚片・30g
Ⓐ 醬油・4½大匙
味醂・4½大匙
鹽・2撮
鯖魚罐頭・140g
青菜・60g（照片中爲瑞士甜菜）
烏龍麵・2球

【作法】

1 將**水**（750ml）倒進鍋子裡，加**昆布**開小火煮，快沸騰時取出**昆布**，放入**柴魚片**使其沸騰約2分鐘。

2 濾掉**柴魚片**後加入Ⓐ，再使其沸騰約2分鐘，加**鹽**調味。

3 將**鯖魚罐頭**連同湯汁一起倒入 2 後煮開。**青菜**切成 3 公分長丟進去，煮到菜變軟爲止。

4 煮**烏龍麵**並盛入碗裡，再倒入 3。

鯖魚是富含營養價值的魚類，既能補充生命力，還能整腸健胃、消除浮腫、潤肺、美膚。藥膳主張「一物全體」，認爲要盡量攝取完整的食材，而鯖魚罐頭的優點正是能夠連骨頭一起吃。鯖魚罐頭的湯汁也很營養，連同湯汁一起使用也是一大重點。

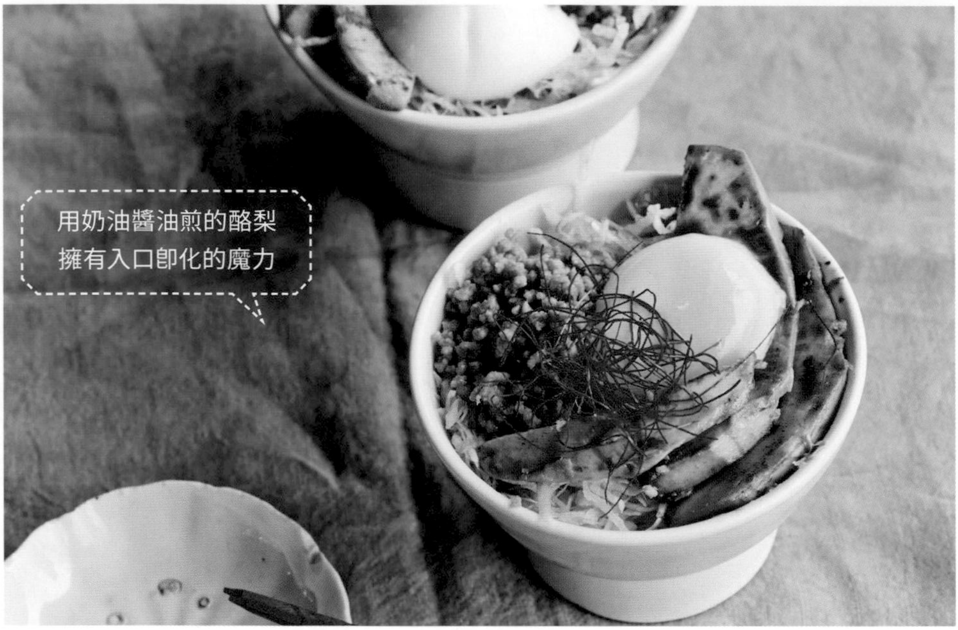

煎酪梨丼

【材料】2人份

酪梨・1顆
Ⓐ 奶油・10g
醬油・1小匙
豬絞肉・120g
Ⓑ 醬油・1大匙
味醂・2小匙
芝麻油・1小匙
砂糖・1/2小匙
生薑（泥）・1/3小匙
萵苣・適量
飯・400g
溫泉蛋・2顆

【作法】

1 把**酪梨**切成薄片。將Ⓐ放入平底鍋後用中火煎**酪梨**。

2 將**豬絞肉**和Ⓑ倒入鍋中，煮到濃稠收汁後做成**肉燥**。

3 把**萵苣**切絲放在飯上，盛入1和2後放上**溫泉蛋**。如果有**辣椒絲**可以拿來點綴。

心情沮喪或悶悶不樂時，我推薦大家吃會讓負責儲血、造血的肝、膽健康有活力的食材，而其中最具代表性的就是酪梨。不僅能補充生命力、控制氣的循環，還能使排便順暢。這是一道用大量酪梨來配飯的丼。

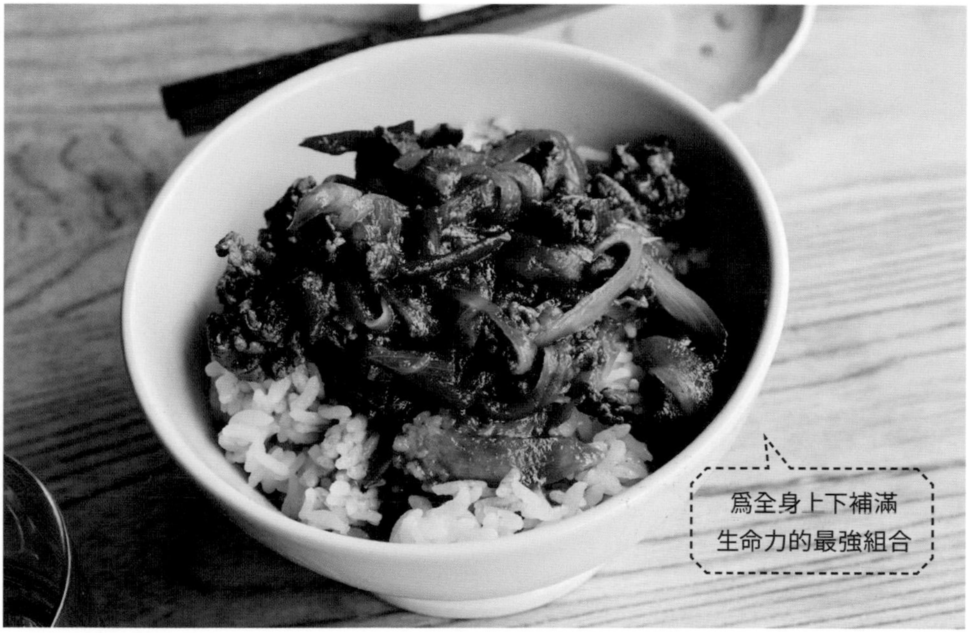

番茄牛丼

【材料】2 人份

牛肉薄片・150g
番茄・1½顆（150g）
洋蔥・1/2顆（100g）
太白芝麻油・1大匙
生薑（切成碎末）・1/2小匙
高湯・200ml
Ⓐ 砂糖・2大匙
酒・1大匙
醬油・1大匙
中濃醬・1大匙

【作法】

1 把**牛肉**切成方便食用的大小。**番茄**除去蒂頭並切成 3 公分大小的正方形，接著將**洋蔥**切成薄片。

2 將**油**和**生薑**下鍋用中火偏大去熱，然後炒**洋蔥**。加入**牛肉**炒到變色後放進**番茄**繼續炒。

3 倒入**高湯**和Ⓐ，將湯汁煮到分量減半的程度。用**鹽**（少許）調味後放在飯上。

一個人在家吃飯，總覺得最近老吃同樣的菜色有點膩的人，請務必試試這道由能補充生命力、極具滋養強壯功效的牛肉，以及可以促進腸胃道功能，讓生命力循環全身的番茄煮出來的牛丼。使用中濃醬可以創造出如同日式多蜜醬一般東西方混搭的風味。

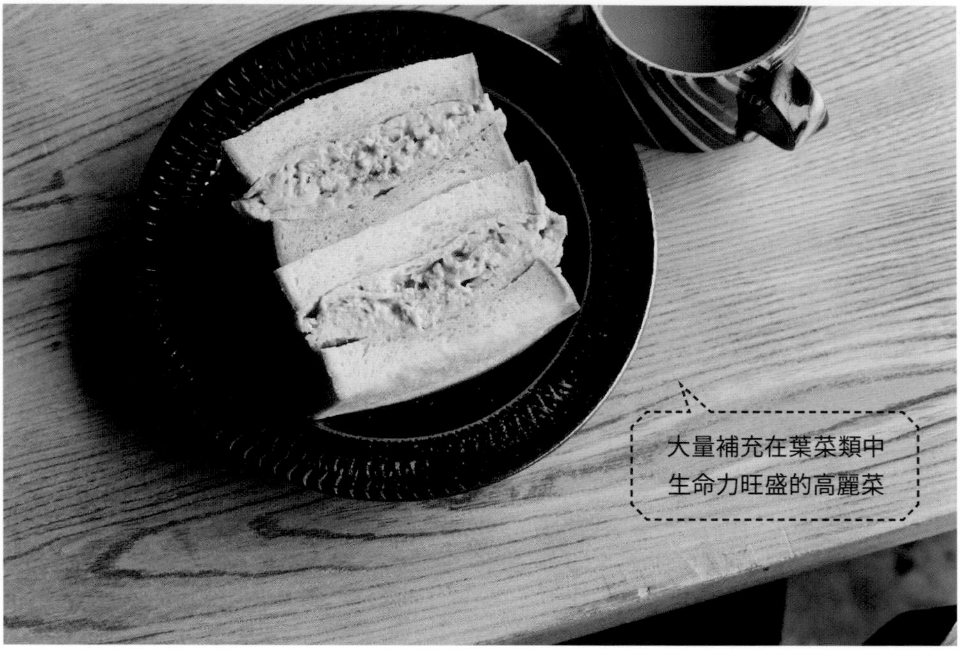

高麗菜絲厚蛋燒三明治

【材料】1～2人份

高麗菜．1/12顆（100g）
Ⓐ 雞蛋．3顆
牛奶．2大匙
昆布茶粉．1小匙
太白芝麻油．2小匙
吐司（6片裝）．2片
奶油．15g

高麗菜是葉菜類中能夠大量補充生命力的蔬菜，希望大家盡量每天都吃一點。不過，光吃高麗菜絲很容易膩，夾進雞蛋燒裡就能在不知不覺中大量攝取。推薦大家搭配熱紅茶，大口大口地食用。

【作法】

1. 將**高麗菜**切成細絲後撒**鹽**（2撮）靜置到變軟，接著稍微瀝乾水分。
2. 把Ⓐ倒入大碗中仔細混合後加入1。
3. 在煎雞蛋燒專用的平底鍋倒**油**後，開中火熱鍋，將2的食材分次倒入，煎成厚蛋燒。
4. **吐司**抹上**奶油**，把3夾進去，切成方便食用的大小。

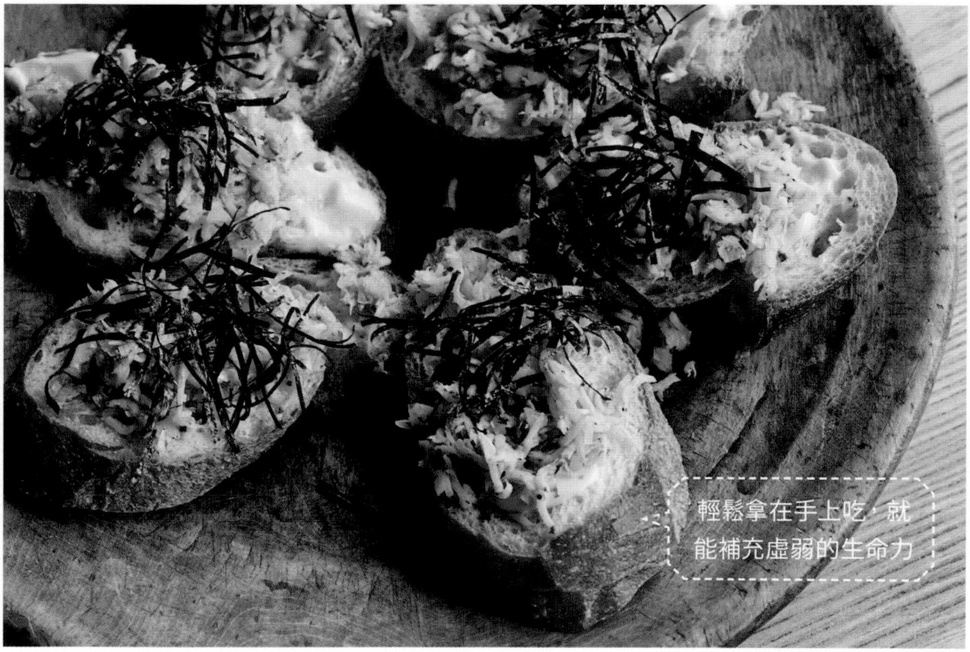

魩仔蔥單片三明治

【材料】2 人份

日本大蔥（切成碎末）．80g
奶油．10g＋5g
水煮鹽味魩仔魚．80g
法國麵包．適量
美乃滋．2大匙
海苔（切成細絲）．適量

【作法】

1 把**奶油**（10g）加入平底鍋內，用中火偏大炒**日本大蔥**。出現淡色的焦痕時將**魩仔魚**下鍋繼續炒。

2 將**法國麵包**切薄片後用小烤箱烤過。依序塗上**奶油**（5g）和**美乃滋**後，把1鋪在麵包上，再撒上**海苔**。

魩仔魚是沙丁魚的魚苗，有暖身、強健筋骨、補充生命力、加強造血功能、提升腸胃道功能、讓腦袋更靈光的效用。海苔則有助於消除浮腫。這裡我做成單片三明治，也可以用這些材料來炒飯、做義大利麵、煮粥。

炒豆子飯

【材料】方便製作的分量

米・300g
（或量米杯的360ml）
酒・2大匙
鹽・1/2小匙
喜歡的炒豆子・3大匙

【作法】

1 將**米**洗過後撈起來靜置40分鐘。

2 把**米**放入電鍋，依內鍋標示調整水分，加**鹽**、**酒**、**豆子**一起煮。

紅 紅豆⇒脾
黃 大豆⇒心
黑 黑豆⇒腎

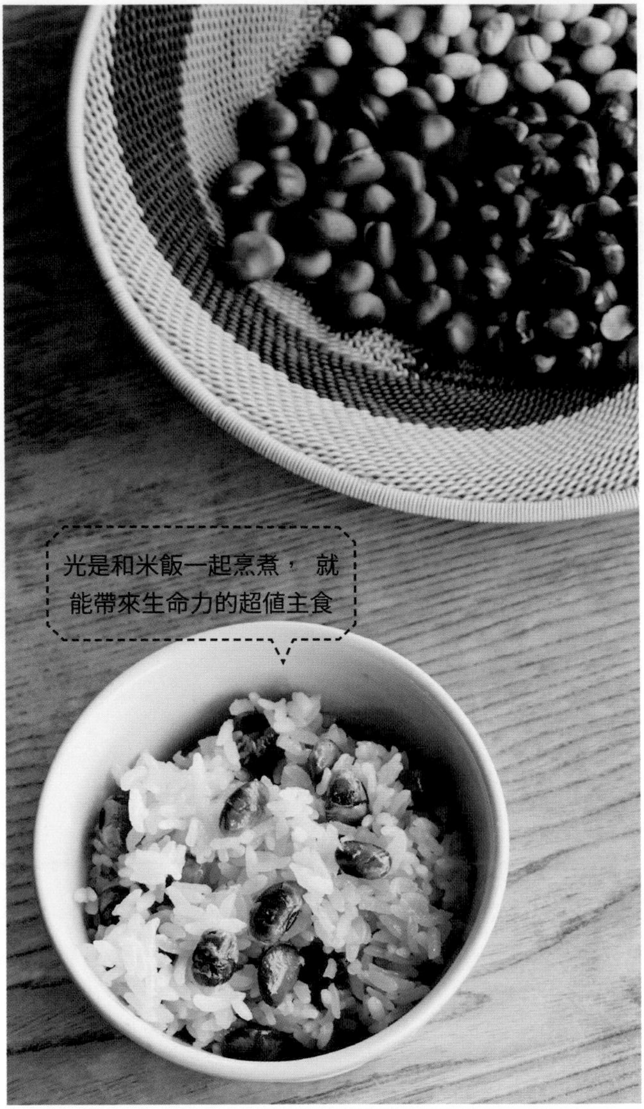
光是和米飯一起烹煮，就能帶來生命力的超值主食

豆類補充生命力的作用極爲強大，卻沒辦法一次單吃太多，因此推薦大家吃豆子飯。我刻意不調味，如此一來就能當成每餐的主食配菜吃。炒熟的豆子不用泡，隨手加進去卽可。另外，可以像我在P68提到的，要是覺得五色中有些顏色不夠多，例如黑色太少就加點黑豆進去，會比較好控制。

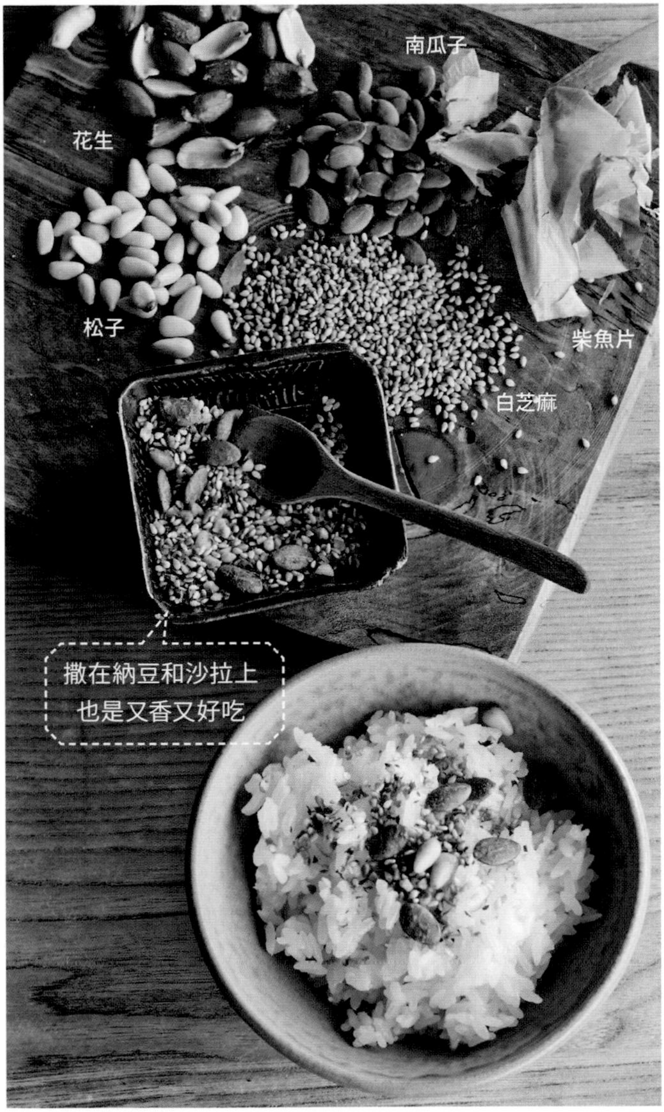
南瓜子
花生
松子
柴魚片
白芝麻
撒在納豆和沙拉上
也是又香又好吃

多加點生命力香鬆

【材料】方便製作的分量

花生・100g
白芝麻・100g
南瓜子・40g
松子・40g
柴魚片・20g
酒・3大匙
魚露・1大匙
醬油・1大匙
Ⓐ 孜然粉・1½小匙
　乾燥香菜葉・5g

【作法】

1 將**花生**切成碎末。把Ⓐ以外的材料都加進平底鍋，用小火炒到酥脆。

2 最後加Ⓐ進去混合。

我經常製作這款極富效果的香鬆。堅果、白芝麻以及松子是既可美膚又能凍齡的強大食材。不只能撒在飯或握壽司上，撒一點在蕎麥麵、拉麵、烏龍麵或義大利麵裡也很美味。加在沙拉裡香氣十足，混在納豆裡口感極佳，是一款作法簡單、「多加一點」就能補充生命力的香鬆。

進階版藥膳食材辭典

本書的食譜盡量以容易取得、平易近人的食材爲主。不過，「雖然很少用到，還是對更有藥膳味的食材感到好奇！」的讀者可以好好參考這裡的列表。表列的每一項都是很容易在超市的中式調味料專區或網購買到的食材。

白芝麻

被譽爲「五穀之長」，具有凍齡效果的食材。能夠潤腸改善便祕，對皮膚乾燥也有良好的效果。請不要只拿來撒在食物上，不妨煮成芝麻醬，當作調味料大量使用吧。

枸杞子

營養成分直通肝、腎、肺，能夠改善白髮、視力退化、眼睛疲勞以及慢性咳嗽等症狀。經常擺在杏仁豆腐上一起食用，也常加進用煮、蒸、炒方式烹調的料理中，以及拿來泡酒或泡茶。

黑芝麻

除了和白芝麻一樣能改善便祕和皮膚乾燥，還能改善白髮。此外，也很推薦用來緩解發熱、頭暈目眩、疲勞、耳鳴以及發冷造成的腳部浮腫等更年期常見症狀。也推薦哺乳中的婦女食用。

松子

松子自古就被視爲「仙人的食物」，能夠暖和滋潤身體、改善皮膚乾癢與便祕等症狀。當成點心直接吃、拿來熬粥或撒在沙拉上都很棒。

野山楂

有助於消化肉類與提升胃功能，還能改善及促進「血行」（血液循環）。可以做成蜜餞或果醬，也可以拿來蒸。另外，在煮肉時加一點能使肉更軟爛入味。

肉桂

能發揮強大的保暖效果、改善血液循環。身體嚴重發冷、軟便、生理痛、肩頸痠痛或肌肉和關節疼痛時，可以加在茶飲或甜點中，或是用來替肉食調味。孕婦請避免食用。

棗子

民間相傳「日食三棗，終生不老」。能夠整腸健胃，改善食慾不振和飯後飽脹感。另外，也很推薦貧血、心浮氣躁、睡不好或是疲勞時食用。

薑黃

改善血液循環的代表食材。可以在壓力等因素造成血液循環不良，還有生理痛時使用。另外也能用來改善五十肩。也很推薦停經世代用來調節血液循環。孕婦請避免食用。

銀杏

在咳嗽、有痰時，或是老人家頻尿、有大量分泌物時可以改善症狀。由於有輕微毒性，請大家一定要澈底加熱。一天最多吃10顆左右，避免過量。

玉米鬚

能夠消除浮腫兼降火的食材。感覺發熱或上火時，也可以喝市售的玉米鬚茶，不過若能預先保留當季的完整玉米鬚再煎來喝，味道會更好喔。

金針花

由百合科的花苞曬乾而成的金針花有排毒效果，能夠消除浮腫和降火氣。專治更年期的心浮氣躁、發熱以及淺眠等問題。另外也會促進母乳分泌。

百合根

能夠潤肺止咳、消除心火、緩和心神不寧與心浮氣躁，也能調理皮膚狀況，改善面皰和口內炎。如果是生的百合根可以拿來炒，乾的百合根則可以用來製作甜點或蒸來吃。

菊花

對於喉嚨痛和發燒等感冒初期症狀，眼睛充血與視力模糊有良效。另外也能改善面皰和皮膚發紅等症狀，並有緩和壓力和緊張的功效。非常推薦大家用來泡茶喝。

薏仁

能夠消除浮腫、改善四肢僵硬。還可望改善新陳代謝，調理肌膚狀況。可以拿來焙煎成薏仁茶，或是水煮後攙在飯和粥裡。

白木耳

自古就被當成美膚食材深受重視，能滋潤肌膚，還能有效解決更年期的發熱症狀。無論是加糖漿煮成甜點，或是放進湯裡都OK。煮一下吃起來很爽脆，煮久一點則會變成滑嫩Q彈的口感。

後記

感謝大家購買本書。不知道大家對本書有什麼感想？是否因此對一向給人「好像很難懂」、「似乎很麻煩」印象的藥膳改觀了？

藥膳理論歷史悠久，是一門怎麼學都學不完的深奧學問。因此，如果要當成日常生活的飲食養生法，只要先從能力範圍開始就行了，例如可以試著注意食材的顏色、寒熱性、蒸煮煎等調理方式等等。吃太多的隔天早上食用溫熱的白蘿蔔粥就是藥膳；在心浮氣躁時飲用加了陳皮的茶也是不折不扣的藥膳。不妨像這樣慢慢地增加自己能辦到的事。如此一來，每日的飲食就會越來越藥膳化。

雖然我會開始學習藥膳是因爲生病的關係，但在學習藥膳的過程中，除了身體狀況，甚至連我的生活方式也起了變化。

藥膳也很重視心態。古人很早以前就知道內心的狀態會對健康有很大的影響了。於是，我開始面對自己的心。將注意力放在內心的狀態時，我也比過去更加留心人與人的聯繫，甚至發現保持良好的人際關係與健康的心態，是邁向健康的重要因素。

此外，藥膳也很重視與自然及環境保持平衡。自從開始學藥膳之後，我也更常仰望天空，吸入滿腔空氣，感受季節的氣息了。像這樣重新看待生活時，也能更敏銳地感受到之前經常忽略的小小幸福。

如今的我認爲藥膳是種對話，與自己的心靈對話，與自己的身體對話，也與家人的身體和心靈對話，就是因爲有這些對話，才能逐漸觀察出「現在應該吃什麼才好？」的答案。

倘若各位讀者也能透過此書了解到藥膳的魅力，我會備感欣慰。

能夠打從心底享受美食帶來的好滋味，以及和重要的人團聚在餐桌旁用餐，像這樣的幸福，請各位一定要好好珍惜。

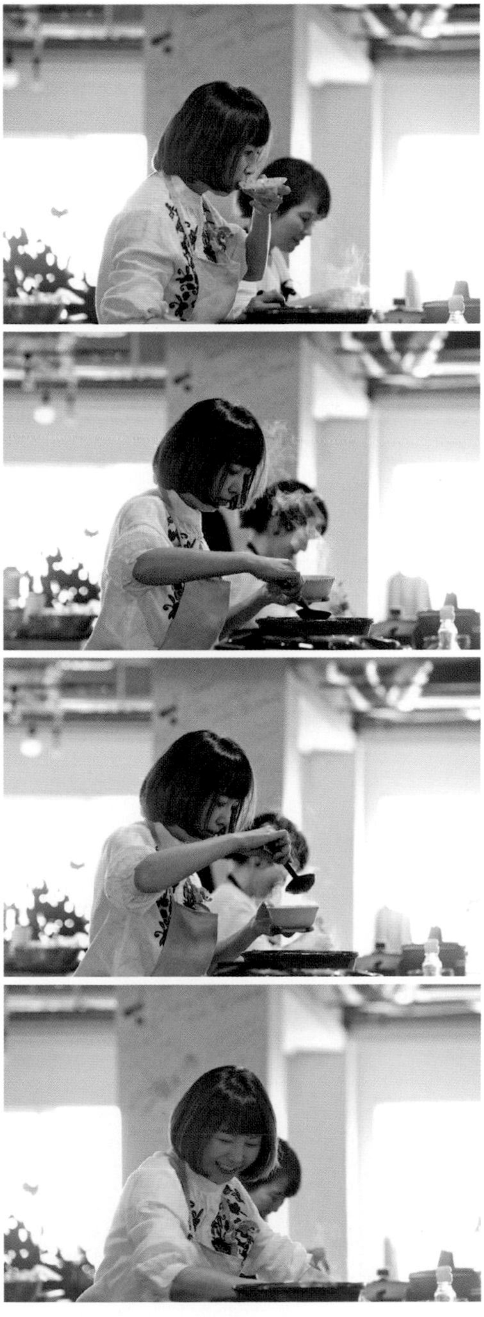

高寶書版集團
gobooks.com.tw

HD 131
藥膳師的生命力餐桌
84道四季料理，告別假性健康，提升自癒力，養成不生病體質

作　　者　麻木久仁子
譯　　者　夜　闌
責任編輯　林子鈺
封面設計　走路花工作室
內頁排版　賴姵均
企　　劃　鍾惠鈞

發 行 人　朱凱蕾
出　　版　英屬維京群島商高寶國際有限公司台灣分公司
　　　　　Global Group Holdings, Ltd.
地　　址　台北市內湖區洲子街88號3樓
網　　址　gobooks.com.tw
電　　話　（02）27992788
電　　郵　readers@gobooks.com.tw（讀者服務部）
　　　　　pr@gobooks.com.tw（公關諮詢部）
傳　　真　出版部（02）27990909　行銷部（02）27993088
郵政劃撥　19394552
戶　　名　英屬維京群島商高寶國際有限公司台灣分公司
發　　行　英屬維京群島商高寶國際有限公司台灣分公司
初版日期　2020年11月

「一生、元気でいたいから 生命力を足すレシピ」（麻木 久仁子）
ISSYOU GENKI DE ITAI KARA SEIMEIRYOKU WO TASU RECIPE

Original Japanese edition published by Bunkyosha Co., Ltd., Tokyo, Japan
Traditional Chinese edition published by arrangement with Bunkyosha Co., Ltd.
through Japan Creative Agency Inc., Tokyo and LEE's Literary Agency, Taipei

國家圖書館出版品預行編目（CIP）資料

藥膳師的生命力餐桌：84道四季料理,告別假性健康,提升自癒力,養成不生病體質 / 麻木久仁子著；夜闌譯. -- 初版. -- 臺北市：高寶國際出版：高寶國際發行, 2020.11
面；　公分. --（HD 131）

譯自：一生、元気でいたいから 生命力を足すレシピ

ISBN 978-986-361-928-4（平裝）

1.食療 2.藥膳 3.健康飲食

413.98　　109016301

GOBOOKS
& SITAK
GROUP©